消化道癌可治也可防

大肠癌

主编 李兆申

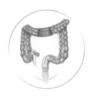

上海科学技术出版社

图书在版编目（CIP）数据

消化道癌可治也可防. 大肠癌 / 李兆申主编.
—上海：上海科学技术出版社，2019.4（2019.7重印）
（李兆申院士团队谈消化道癌防治）
ISBN 978 - 7 - 5478 - 4397 - 0

Ⅰ．①消…　Ⅱ．①李…　Ⅲ．①大肠癌－防治
Ⅳ．①R735

中国版本图书馆 CIP 数据核字（2019）第 053754 号

消化道癌可治也可防·大肠癌
主编　李兆申

上海世纪出版（集团）有限公司
上海科学技术出版社 出版、发行
（上海钦州南路 71 号　邮政编码 200235　www. sstp. cn）
上海雅昌艺术印刷有限公司印刷
开本 889×1194　1/32　印张 6.5
字数：150 千字
2019 年 4 月第 1 版　2019 年 7 月第 2 次印刷
ISBN 978 - 7 - 5478 - 4397 - 0/R.1819
定价：38.00 元

内容提要

    本书主要围绕普通群众最关注和担心的 100 个大肠癌相关问题，用通俗易懂的语言，介绍大肠癌的基础知识和发病危险因素，并着重强调了早期预防、发现和早期治疗大肠癌的理念和方法。和当前一些科普图书相比，本书在大肠癌预防与筛查方面内容占的比重比较大，充分体现了早防、早诊、早治的理念。

    本书由李兆申院士及其团队倾心打造，编者都是临床一线青年骨干，并由消化内科资深专家审稿，旨在向广大人民群众、基层卫生与社区医疗服务人员和体检中心的工作人员，以问答的形式，配合生动的插图，对大肠癌的预防、筛查、诊断和治疗进行全方位展示，让读者对大肠癌的防治有比较明晰与理性的了解，让更多的老百姓关注筛查、了解筛查和参与筛查，更多地从筛查中获益。

编者名单

▼

主编
李兆申

审稿
王洛伟　黄　文　李淑德　王凯旋　李　平　蔡全才

编者
（按姓氏拼音排序）

安　薇　常　欣　陈　燕　方　军　冯拥璞　符宏宇　高　杰
高　野　顾　伦　郭洪雷　郭继尧　郭杰芳　郭晓榕　韩　涛
韩　煦　郝　璐　何　林　黄浩杰　季钧淘　冀凯宏　贾方洲
姜春晖　姜梦妮　蒋　斌　蒋　斐　蒋　琪　蒋　熙　孔凡扬
孔祥毓　李白容　李家速　李　军　李诗钰　李玉琼　林　寒
刘爱茹　刘　杰　刘牧云　刘　晓　刘　雨　吕顺莉　马　丹
马佳怡　毛霄彤　孟茜茜　孟雨亭　潘　骏　潘　鹏　钱阳阳
茹　楠　宋英晓　苏晓菊　孙　畅　孙洪鑫　孙力祺　孙笑天
唐　健　唐欣颖　田　波　汪　鹏　王　丹　王　华　王润东
王树玲　王　腾　王天骄　王元辰　王宇欣　王域玲　王智杰
吴　浩　吴佳艺　吴　优　夏　季　夏　天　谢　璐　谢　沛
辛　磊　徐佳佳　杨　帆　杨怀宇　姚　瑶　于齐宏　曾祥鹏
曾彦博　张　莤　张　玲　张平平　张炎晖　赵九龙　赵胜兵
赵朕华　周春华　周　玮　朱春平　朱佳慧　庄　璐　邹文斌

编写秘书
冀凯宏　孟茜茜　王　丹　王树玲　常　欣　赵胜兵　高　野

绘图
潘镇华　王雨嘉　徐锡花

▲

前言

　　随着我国经济的持续发展和人民生活水平的不断提高，人民的医疗卫生状况得到根本性改善，人均寿命不断延长，平均达到 76.4 岁，居于中上等国家水平，实现了历史性跨越。然而，与人均寿命延长相伴的是癌症发病率不断升高。消化系统作为人体与外界进行物质交换最为重要的部位之一，其恶性肿瘤的发病率占据了所有癌症的 50%。在这样严峻的现实中，最令消化科与消化内镜医生感到担忧和痛惜的是我国消化道恶性肿瘤的早期诊断率低，绝大多数消化道癌发现时已为晚期，即使经过昂贵的治疗， 5 年生存率依然很低，数以百万计的食管癌、胃癌和大肠癌患者 "因癌返贫，因癌致贫"。值得庆幸的是，国内外多年的临床实践和经验表明，消化道癌是所有恶性肿瘤中为数不多的完全可通过定期体检或筛查来实现早诊、早治的癌症，同时良好的生活方式和习惯也可明显降低消化道癌的发病率。日韩及欧美国家通过消化道癌筛查，大幅降低了食管癌、胃癌和大肠癌的发病率，挽救了数百万人的生命与健康。这些成果的取得，离不开民众对筛查认知和参与度的提高以及日趋完善的筛查体系，其宝贵经验值得我们学习和借鉴。

　　党的十八大以来，习主席及党中央提出了建设健康中国的宏伟目标，明确指出 "没有人民的健康就没有全民的小康"。作为消化内科医生，我们始终把"发现一例早癌，救人一命，拯救一个家庭，幸福一家人"作为使命和座右铭。这激励着我们不仅要提升操作技能、提高识癌辨癌的本领，更要将癌症早预防、早发现和早治疗的理念传递给广大的人民群众，建立专家、媒体、制度三位一体的权威消化道肿瘤科普体系，让更多的老百姓关注筛查、了解筛查、参与筛查，更多地从消化道癌筛查中获益。近几年来，李兆申院士团队深入基层，广泛调研，聚集全国智慧，集中力量做大事，取得了较好的成绩，无论社会效益还是经济效益都十分可观，并形成了一整套便捷可行的消化道癌防控体系。基于此，李兆申院士团队在广泛参考相关资料的基础上，编写了这套图文并茂、内容丰富、通俗易懂的科普丛书。

本套丛书分为三册，分别讲解食管癌、胃癌和大肠癌。每个分册均围绕癌症防治相关知识编写了 100 个老百姓最为关注的问题，并用通俗的语言给出了专业性解答。希望在解答好消化道癌疑惑的同时，结合当前我国正在开展的防癌控癌工作，突出筛查对消化道癌早期诊断和治疗的重要价值，提高广大群众及医务工作者对筛查的重视程度和参与度，有效地推动我国消化道癌筛查工作，实现消化道癌的早诊早治；同时为广大群众、基层卫生服务人员和体检中心工作人员提供消化道癌防治的基本知识。作为科普读物，本丛书力求直面临床实践所关注的现实问题，希望能够将详实的科学知识以通俗易懂的方式展示给读者。本套丛书编撰过程中注重图文并茂，精选生动形象的插图突出关键信息，并邀请医学绘图专业人员绘制了精美示意图，以增加文章的可读性和趣味性。我们相信，这是一套能够系统解决大家对消化道癌防治的种种疑惑，帮助大家获取癌症早预防、早发现、早治疗方法的趣味科普读物。

　　本套丛书的编撰离不开国家消化病临床医学研究中心（上海）和国家消化道早癌防治中心联盟成员单位专家团队的大力支持，在此特向有关编者、秘书和审稿专家表示感谢！由于笔者水平有限，编写时间仓促，虽经反复审校，但难免会有不当或不足之处，恳请广大读者和各位专家批评指正！

编者

2019 年 2 月

目录

基础知识

早期预防

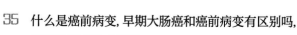

早期发现

肠道准备及肠镜检查

早期治疗

消化道癌可治也可防·大肠癌

中晚期大肠癌治疗

基础知识

大肠共分几段，该如何称呼

大肠包括结肠和直肠。结肠又细分为盲肠、升结肠、横结肠、降结肠和乙状结肠，下接直肠。大肠是对食物残渣中的水液进行吸收，使之形成粪便并有度排出。大肠属于消化道的下段，是人体消化系统的重要组成部分，成人结肠全长平均约 150 cm（120~200 cm）。

(1) 盲肠

为大肠起始部位的膨大盲端，其长度成人约为 6 cm，位于右下腹部，向上续于升结肠，向左连回肠。回、盲肠的连通口称为回盲口。口处的黏膜折成上、下两个半月形的皱襞，称为回盲瓣，此瓣含有括约肌，具有单向活瓣的作用，只允许食物残渣从小肠往大肠方向单向通行，一方面利于食物在小肠的充分吸收，另一方面又可防止大肠内容物逆流入小肠。在回盲瓣的下方约 2 cm 处，有阑尾的开口。

阑尾形如蚯蚓，又称蚓突。上端连通盲肠的后内壁大肠，下端游离，一般长约 6~8 cm，直径约 0.5 cm。阑尾是一条细小的管腔，如遇到管腔阻塞及细菌入侵会发生急、慢性阑尾炎。所以平时人们常说的"盲肠炎"其实是"阑尾炎"，并不是真正的盲肠发炎。

(2) 升结肠

长约 15 cm，是盲肠向上延续部分，自右腹部沿腹后壁的右侧上升，至肝脏下缘方向左弯形成结肠肝曲，移行于横结肠。升结肠后面借结缔组织附贴于腹后壁，故活动性较小。

(3) 横结肠

长约 50 cm，起自结肠肝曲，向左横行至脾脏处再向下弯成结肠脾曲，移行于降结肠。横结肠全部被腹膜包被，并借横结肠系膜连于腹后壁，其中部下垂，活动性较大。

(4) 降结肠

长约 20 cm，从结肠脾曲开始，沿腹后壁的左侧下降，至左下腹部移行于乙状结肠。降结肠后面借结缔组织附贴于腹后壁，所以活动性也小。

(5) 乙状结肠

长约 20~40 cm，在左下腹延续于降结肠，因其形态呈"乙"字形弯曲，故命名为乙状结肠，向下延续于直肠。

(6) 直肠

直肠为大肠的末段，长约 12~15 cm，位于小骨盆内。上端接续乙状结肠，沿骶骨和尾骨的前面下行，穿过盆膈，下端以肛门而终。直肠与盆腔脏器的毗邻关系男女不同，男性直肠的前面有膀胱、前列腺

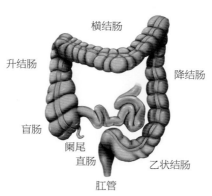

大肠的解剖结构

和精囊腺；女性则有子宫和阴道。因此，直肠指诊时，经肛门可触查前列腺和精囊腺或子宫和阴道等。

　　齿状线为皮肤和黏膜相互移行的分界线，也是直肠与肛管的分界线。齿状线以下光滑而略有光泽的环形区域，称为肛梳或痔环。痔环和肛柱的深面有丰富的静脉丛，此丛如淤血扩张则易形成痔，在齿状线以上者称为内痔，以下者称为外痔。

　　肛管上自齿状线，下至肛门缘，长约 1.2 cm。肛管为肛管内外括约肌所环绕，平时呈环状收缩封闭肛门，防止大便失禁。

常见的大肠疾病有哪些

大肠是人体消化系统重要的组成部分。通过小肠的食物残渣，其中的营养成分及水分在大肠中被进一步吸收，随后形成粪便，经肛门排出体外。近年来，随着人民生活水平的不断提高，饮食结构逐渐变得多样化，大肠疾病的发生数量明显升高。那么，常见的大肠疾病都有哪些呢？

(1) 功能性肠病

功能性肠病是由于肠道动力紊乱，对外界刺激过于敏感，胃肠道黏膜免疫功能改变，肠道菌群改变，中枢神经系统处理功能异常等因素，引起的以腹痛、恶心、呕吐、腹泻、便秘、排便习惯改变等症状为特征的消化道紊乱性疾病。功能性肠病还有一个称谓——肠脑互动异常，顾名思义，即肠道与大脑之间的协调性发生异常，两者无法产生对应的互动。

肠易激综合征是功能性肠病最常见的一类表现形态，是指持续或间歇发作，以腹痛、腹胀、排便习惯和（或）大便性状改变为临床表现，无肠道结构和生化异常的肠道功能紊乱性疾病。通俗来说，就是肠子里什么毛病都没有，却还经常肚子不舒服。肠易激综合征多见于中青年人群，病因主要是精神因素和饮食因素。

(2) 炎症性肠病

炎症性肠病是一种累及小肠和（或）大肠的特发性肠道炎症性疾病，临床表现为腹痛、腹泻，甚至大便带脓、带血。根据炎症的不同表现形式，炎症性肠病分为溃疡性结肠炎和克罗恩病两类。

溃疡性结肠炎只发生在大肠，常见于直肠和乙状结肠，炎症特点为连续性、表浅性，临床症状以腹痛、腹泻、黏液脓血便和里急后重为主，好发于20~40岁年龄段人群。

与溃疡性结肠炎不同，克罗恩病可发生于消化道的任何部位（从口腔到肛门），常见于回肠末端和小肠，炎症特点为节段性、深层性，临床症状以腹痛、腹泻、腹部包块、肠瘘和肠梗阻为主，并可伴有发热、贫血、营养障碍及关节、皮肤等肠外表现，好发于15~30岁年龄段人群。

〖3〗 急性阑尾炎

阑尾是一根细长的管道，一端与盲肠相通，另一端为盲端。一旦这根细长的管道发生梗阻，并受到细菌的感染，就会发生急性阑尾炎。急性阑尾炎是最常见的腹腔内脏器急性炎症，转移性右下腹痛及阑尾点压痛、反跳痛为其典型的临床表现，可同时伴有发热、恶心、呕吐等症状。

急性阑尾炎一般分为四种类型：急性单纯性阑尾炎，急性化脓性阑尾炎，坏疽及穿孔性阑尾炎和阑尾周围脓肿。除急性单纯性阑尾炎可使用抗生素保守治疗外，其他类型的急性阑尾炎都应尽早采用阑尾切除手术治疗，以免感染进一步加重，危及生命。

〖4〗 大肠息肉

大肠息肉是隆起于大肠表面的黏膜肿物，好发于中年以上人群，发病率随年龄增长而增加。除年龄因素以外，高脂饮食和遗传因素也与大肠息肉的发生密切相关。体积较小的息肉一般不会引起临床症状，较大的息肉可引起大便习惯改变、大便性状改变、便血、腹痛、腹胀等症状，若直肠发生长蒂息肉，可随排便脱出肛门外。

按照病理性质不同，大肠息肉可分为腺瘤性息肉、错构瘤性息肉、炎症性息肉和增生性息肉四种。其中，腺瘤性息肉具有较高的癌变率，需要及时进行治疗。目前，电子大肠镜是集诊断和治疗为一体，针对大肠息肉最有效的诊疗手段。随着科学技术的发展，大肠镜的镜身变得越来越细、越来越软，镜头变得越来越清晰，操控性变得越来越好，检查时间也相应得到了缩短。同时，伴随着麻醉技术的不断提升，全麻下无痛肠镜也逐渐普及开来。大肠镜检查和治疗已经进入舒适化时代，切勿因为怕吃苦头而贻误病情。

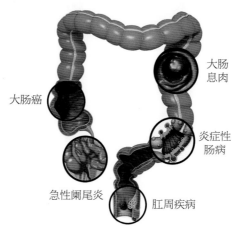

大肠息肉

大肠癌

炎症性肠病

急性阑尾炎

肛周疾病

大肠常见疾病

〔5〕大肠癌

大肠癌是我国人群中发病率和死亡率仅次于胃癌和食管癌的消化道恶性肿瘤，严重危害人民群众的身体健康，并耗费了国家大量的医疗资源。大肠癌好发于老年男性，亦与肥胖、饮食（高脂低纤维饮食）、遗传等因素密切相关。

息肉是大肠癌最主要的癌前病变形态，以腺瘤性息肉最常见，通过息肉—异型增生—癌的途径演变，过程隐匿，其间很少表现出临床症状。随着大肠癌的发展，最终出现大便习惯改变、腹痛、腹部包块、肠梗阻、便血、消瘦等症状，此时的大肠癌一般属于晚期，治疗效果很不理想。所以，通过大肠镜发现并切除息肉可以将大肠癌扼杀在萌芽状态。

早期的大肠癌可在大肠镜下予以微创切除，切除后5年生存率达99%，而进展期的大肠癌就只能通过外科手术"开大刀"治疗，且手术后仍可能需要进行放疗或化疗以巩固治疗效果。有的晚期大肠癌甚至失去了手术机会，5年生存率不足10%，可见大肠癌的早发现、早诊断、早治疗非常重要！

（6）肛周疾病

顾名思义，肛周疾病就是发生在肛门周边的一系列大肠疾病，常见的有肛裂、肛周脓肿、肛瘘、痔疮等。这些疾病虽然只累及肛门，却给患者的生活质量造成巨大影响。

肛裂即肛管组织表面开裂，形成小溃疡，可引起便血和肛周剧痛。肛裂好发于年轻女性，常因大便过粗过硬，通过肛管时撕裂肛管黏膜所致。

肛周脓肿是发生于肛门、肛管和直肠周围的急性化脓细菌感染性疾病，好发于年轻男性，临床症状表现为肛门疼痛和发热。肛周脓肿发生后应及时使用抗生素抗感染治疗，必要时手术治疗，否则可能继发感染性休克，危及生命。

肛瘘是发生在肛门直肠周围的瘘口，一头在肛门内，另一头在肛门外，多由肛周脓肿破裂后形成，也可由肛门损伤、肛门结核、炎症性肠病等原因引起，临床表现以流脓、瘙痒、肿痛为主。

痔疮是临床上最常见的肛周疾病，所谓"十男九痔"指的就是这个毛病。痔疮（亦可称痔），是直肠下端的肛管血管垫发生了病理性肥大，临床表现主要为便血、肛门疼痛伴瘙痒、肿物脱出肛门等。痔疮的治疗原则上以非手术治疗为主，若治疗失败再考虑手术治疗。

3

常见大肠疾病的症状有哪些,大肠癌有哪些表现

    大肠疾病的主要症状有腹胀、腹痛、便秘、腹泻、便血等。肚子痛、肚子胀很好理解,但是医生说的便血、便秘和腹泻,人们真正理解了吗?接下来我们就解释一下。

    便秘是排便次数减少,7 天内排便次数少于 2~3 次,大便量少,而且比较硬,排便既费力也费时间,很难排出。腹泻是排便次数增多,粪便非常稀薄,有时候粪便中可以有少量的黏液、脓血或者未消化的食物,常有人来医院就诊时称大便中可见到明显的菜叶。便血是血从肛门排出来,粪便颜色呈鲜红、暗红或柏油样(黑便),但是便血不一定完全由大肠疾病引起的。因为当出血量较少,且出血速度较慢,血液在肠内停留时间较长,排出的粪便即为黑色;若出血量较多,在肠内停留时间较短,则排出的粪便呈暗红色;出血量特别大,而且很快排出时也可呈鲜红色。因此,消化道较高的位置出血也可以出现便血。

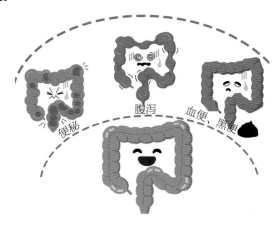

是否所有的大肠癌症状都是一样的吗？不是的。大肠癌处于不同时期、不同的发生部位时，症状也不太一样。大肠癌的早期症状一般不很明显，早期可有排便习惯改变、排便不尽感、便血等。当病变位于直肠时，首先表现为直肠刺激症状，大便次数增多，大便多不成形，伴有排便变细及排便费力感，可以出现便血，颜色鲜红色，粪便和血不混合，可伴有黏液，甚至出现黏液血便，有很多人当成痔疮，延误了看医生的时机，痔疮的出血往往是便后滴血。当病变位于结肠时，多表现为大便习惯改变，有的人可以出现便秘和腹泻交替，有的人只出现便秘，有的人只出现腹泻。大便中可混有暗红色血。当病变位置比较低，在结肠下段或者直肠时，还可以出现肚子里的内急，一阵一阵的痉挛性疼痛想拉大便，但实际上根本没有什么大便，肚子早就拉空了，但就是总想排便的感觉，这就是医生常说的里急后重。如大肠癌出现肠腔梗阻时，会出现腹胀、腹痛伴有停止排气、排便，等出现这种情况再到医院就诊，病变往往都不是早期了，癌肿已经在肠腔内长的比较大，才会出现这样的表现。

　　大肠出现严重问题，身体会出现一定的、或轻或重的报警反应，如果我们能及时发现这些变化，及早治疗，就会避免一些严重情况的出现。有哪些报警症状要引起我们的注意呢？或者说哪些症状是比较严重的，主要是大便习惯的改变和肠道刺激症状、便血等。如果有上述不适，应该尽早就医，明确诊断，早期大肠癌的治疗效果还是比较好的。

4

常用于诊断大肠疾病的检查手段有哪些

〔1〕直肠指诊

又称"肛诊"，是平时老百姓体检时常见的检查方法。医生检查前戴手套，涂适量润滑油后，用示指轻轻按摩肛门周围皮肤，待肛门括约肌放松后，再将示指由肛门慢慢伸入直肠，触摸检查患者直肠肠壁及肠腔外情况。此种检查方法简便易行，可触及距肛门 7 cm 以内的直肠壁情况，对发现肛管、直肠的病变有重大意义。

〔2〕粪便隐血检查

又称粪便潜血实验，可检查粪便中隐匿的红细胞或血红蛋白，是一项发现和诊断消化道出血非常有用的检查。消化道出血是消化道疾病的常见症状和预警信号，不仅消化道肿瘤（如胃癌、大肠癌、息

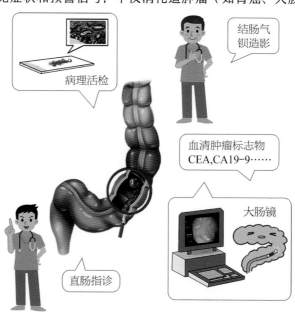

病理活检

结肠气钡造影

血清肿瘤标志物 CEA,CA19-9……

大肠镜

直肠指诊

肉、腺瘤），其他消化道疾病（如消化性溃疡、炎症性肠病）也都可能会出现消化道出血。消化道出血量大时，会出现黑色柏油样的粪便，甚至血便，但当消化道出血量很少，肉眼还看不出粪便外观有无异常时，应进行粪便隐血检查来判断。粪便隐血检查也是平时老百姓体检时常见的检查项目，是筛查消化道肿瘤简便易行的方法。

（3）大肠钡餐造影

大肠钡餐造影是大肠疾病常用的检查方法之一。检查前一天少渣饮食，当日早上禁食，检查前还需口服缓泻剂清洁肠腔。检查时从肛门注入稀释的钡剂，然后再打入少量气体，使直肠、结肠及盲肠显影，可以用于检查大肠肿瘤、炎症性病变、憩室以及先天性巨结肠等疾病。大肠钡餐造影是 X 线间接检查手段，现在有被大肠镜检查替代的趋势。

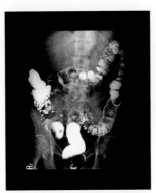

大肠钡餐造影图像

（4）大肠镜

大肠镜广泛应用于大肠疾病的检查和治疗，是最有效、可靠的检查方法。大肠镜从肛门插入肠腔内，通过安装于肠镜前端的电子摄像头拍摄大肠黏膜的图像，并实时同步显示在监视器屏幕上，通过显示屏可清晰观察到大肠黏膜的病变，是诊断结直肠及回肠末端黏膜病变的最佳选择。近年来，新型的放大肠镜、电子染色大肠镜可以精细地显示黏膜的细微结构及腺管开口形态等，有助于发现大肠早期微小病灶。此外，大肠镜还可以通过器械通道送入活检钳取出黏膜组织，进行病理切片检查，以判断病灶的性质；大肠镜也可进行镜下息肉摘除、止血等治疗。

【5】 CT、MRI

CT、MRI 可显示大肠腔内和邻近组织受累、淋巴结及远处转移情况，有助于大肠肿瘤临床分期判断和手术评估。近年来，CT 仿真结肠镜技术运用先进的影像软件，重建结肠 3D 图像，可模拟大肠镜的大肠腔内图像。该技术检查方便、无痛苦，适用于高龄体弱，不能耐受大肠镜检查的患者，但检查费用较高，对大肠黏膜微小病变的诊断准确性不如结肠镜。

【6】 血清肿瘤标志物

大肠疾病常用的血清肿瘤标志物有癌胚抗原（CEA）和糖类抗原（CA19－9），但 CEA 和 CA19－9 早期诊断大肠肿瘤的敏感性和特异性较低，假阳性和假阴性的情况较多。故不太适合早期筛查发现大肠肿瘤，但对估计疾病的预后、监测治疗效果和判断手术后复发等方面有一定帮助。

什么是大肠癌，是怎么发生的

要想明白什么是大肠癌，先要了解什么是癌。通俗来说，癌是机体在致癌因素作用下局部组织异常增生而引起的严重疾病，一般医学上所说的"癌"习惯上指恶性肿瘤。大家已经了解大肠分为结肠和直肠，因此大肠癌又称结直肠癌。

大部分大肠癌都是从肠息肉或炎症演变而来的，大致过程：息肉→小腺瘤→大腺瘤→低级别上皮内瘤变→高级别上皮内瘤变→早期腺癌→晚期腺癌。

冰冻三尺，非一日之寒，这个过程很漫长，至少需要 10 年，甚至二三十年。这就给了我们足够的机会进行筛选，大肠癌是国际公认可通过人群筛查来早期发现从而降低死亡率的恶性肿瘤之一。

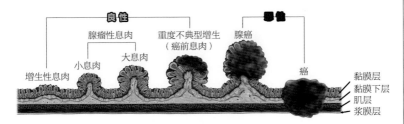

息肉良恶性示意图

发生大肠癌的风险取决于各种因素，这些因素可以分为遗传学因素和生活方式因素。遗传学因素我们很难改变，可以干预的关键是生活方式因素，主要有以下两点。

(1) "三高一低"的饮食结构

所谓"三高一低"是指高脂肪、高蛋白质、高热量、低纤维素饮食。饮食与大肠癌的发生发展息息相关，随着人们生活水平的提高，人群中饮食结构发生了巨大变化，如肉食主义者比比皆是；"煎炸、烧烤类"等食品成为大家喜爱；许多家庭饭桌上高纤维食物少得可怜等，这些"坏"习惯都可能增加患大肠癌的风险。

〔2〕久坐不动

久坐不动不仅会导致体重超重或肥胖，也会增加患癌的风险，这也不难解释，为什么大肠癌患者中以肥胖者、不常运动的人居多。适量运动可促进胃肠道蠕动，缩短粪便在胃肠道堆积的时间，减少粪便中的致癌物质侵犯肠黏膜的机会，从而有效降低年轻大肠癌患者的发生率。

大肠癌离我们远吗

大肠癌为临床较为常见的一种恶性肿瘤，对人们的生命健康产生了严重威胁，在世界范围内属于第三大恶性肿瘤。近些年来，随着社会的不断发展，人们的生活方式和饮食结构也发生了很大的变化，导致我国大肠癌的发病率与死亡率也呈现逐年增加的趋势。

2000—2011年我国的大肠癌在发病率上，男性与女性均表现为明显上升趋势；而在死亡率方面，男性大肠癌患者的死亡率同样表现为逐年升高趋势，而女性大肠癌患者的死亡率虽无明显升高趋势，但亦无下降趋势，仍保持在较高水平。

根据中国国家癌症中心发表的《2015年中国癌症统计数据》数据显示， 2015年我国癌症新发病例数为429.2万人，相当于每天的新增癌症患者数为1.2万人。其中大肠癌的新发病例数为37.63万人，其中男性21.57万人，女性16.06万人；因大肠癌死亡人数为19.10万人，其中男性11.11万人，女性8.00万人。

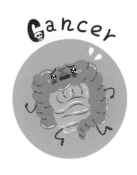

我国大肠癌发病率与死亡率，在地域分布上亦有所不同。东部地区发病率最高（33.37%）、其余依次是中部（15.51%）、南部（13.50%）、西南（11.40%）、东北（11.03%）、北部（10.31%）、西北地区（4.86%）（图1）。这两年，浙江、上海、江苏等省市大肠癌发病率增加幅度已经远超过西方。而死亡率仍然是东部地区最高（32.83%），然后依次为西南（15.24%）、南部（12.98%）、北部（10.16%）、东北（9.84%），西北地区死亡率最低（4.82%）（图2）。在城乡分布上，城市发病率和死亡率均远高于农村。

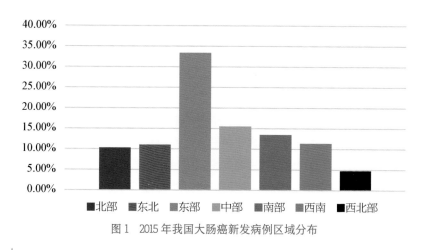

图1　2015年我国大肠癌新发病例区域分布

图2　2015年我国大肠癌死亡病例地域分布

发病率与死亡率在不同年龄人群中亦有较大差异。发病率方面：45岁以上发病的患者占所有大肠癌新发病例的93.28%，其中主要集中在60~74岁的年龄范围内，这个年龄段内发病人数占总体发病人数的41.23%。死亡构成方面：45岁以上大肠癌患者的死亡占比为95.18%，其中60~74岁和75岁以上年龄段的死亡占比分别为36.13%和40.10%。

大肠癌如何分类与分期

大肠癌绝大多数均有不同程度的症状存在。医生详细询问病情的来龙去脉，认真体检，再结合抽血化验、内镜和影像学检查，确诊一般并不困难。但前提是，患者要主动到正规医疗机构就诊，由经过严格专业训练的医生诊断。

据国内资料报道，大肠癌患者第一次就诊的症状以大便带血最多（48.6%），尤其是直肠癌患者，其次为肚子痛（21.8%），以结肠癌患者为多。但是，这些症状特别是早期症状并不是大肠癌所特有的，并不具有确诊意义。直肠指诊简便易行，被医生摸到有"问题"，就高度怀疑直肠癌。大便隐血检查（FOBT）提示粪便中含有血液，也强烈提示该抓紧去检查了。说到底，绝大部分大肠癌要确诊，还是靠大肠镜检查。大肠镜检查可直接发现和观察病灶，对可疑病变行组织学检查，获取病理诊断，是大肠癌确诊的金标准。要想确诊大肠癌，"大肠镜+活检"！"大肠镜+活检"！"大肠镜+活检"！重要的事情说三遍！

大肠癌分类有各种各样的尺度。按照部位来看，最好发的部位是直肠和乙状结肠，能占到七八成；其次是盲肠和升结肠。按照形状，可以是凹陷的溃疡，也可以是菜花样的团块，还可以是环状的狭窄。按照病理类型，那就复杂了，有最常见的管状腺癌和乳头状腺癌，恶性程度相对低一些，而有的肿瘤细胞长得像戒指一样，称作印戒细胞癌，恶性程度就很高了，医生会详细跟你讲解。说了这么多类型，患者和家属未必关心。可能他们更关心的是，已经得癌了，那么这大肠癌是处在什么期呢？

大肠癌的早期、中期和晚期，实际上是患者和家属这么称呼的，不是很正规。在医学上我们根据肿瘤局部浸润深度（T）、淋巴结转移

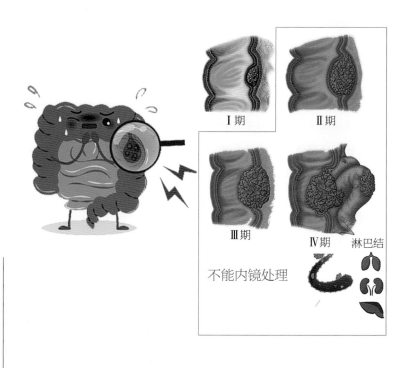

Ⅰ期　　　Ⅱ期

Ⅲ期　　　Ⅳ期　　淋巴结

不能内镜处理

（N）和远处转移（M）的转移范围来进行分期的，这种"TNM"分期法可将大肠癌分为4期（Ⅰ、Ⅱ、Ⅲ、Ⅳ期）。一般来说，Ⅰ期相当于"早期"，Ⅱ期和Ⅲ期相当于"中期"，Ⅳ期相当于"晚期"。外科手术前初步判断分期，可以帮助医生选择适当的治疗方案。外科手术后结合切下来的肿块再判断分期，能更准确评估病情、后续存活的概率、需不需要其他辅助治疗、治疗效果如何，医生心里就大致有数了。

为什么大肠癌早期常被漏诊、误诊

(1) 大肠癌早期常无症状

由于大肠管腔较为宽阔，当癌肿还处于早期，如果没有破溃流血、没有侵犯入肠壁深层导致疼痛、没有突入肠腔内导致狭窄梗阻的话，一般并无特殊症状。海军军医大学附属长海医院统计了 10 603 例肠镜的资料，共确诊 313 例大肠癌，仅有 58%（181/313）的患者有肿瘤相关的症状，也就是说，超过 40% 的人没有特别症状，甚至都没什么不舒服，怪不得大肠癌常使人后知后觉，这也告诉我们，"我没什么不舒服，干嘛要去做检查"这种想当然的观点，是大错特错的。

(2) 大肠癌早期症状容易被忽视

大肠癌早期症状不明显，一般只表现为便血、腹泻或便秘，而这些症状很容易误诊为痔疮、肛裂、慢性结肠炎、溃疡性结肠炎、便秘、阑尾炎等疾病，而不能引起患者甚至医生的足够重视。据有关资料显示，大肠癌在出现症状后 1 个月内确诊者仅不到 10%， 3 个月内确诊者占 25%， 6 个月内确诊者占 64.3%。有的甚至以结肠炎治疗多达半年之久，有的以痔疮、肛裂等治疗，病情越来越重，最后进行大肠镜检查才发现不是痔疮而是大肠癌，但此时往往已错失了良好的治疗时机，教训是十分深刻的。

(3) 患者一些固有的观念也可能会延误诊断

有个女性患者，46 岁，出现大便带血，自我诊断为痔疮，去专科医院进一步检查，可碰到个医生是男的，她心想：为了这么个不要命的病难道要那么有失体面地趴在床上接受男医生的检查？她过不了心里那道坎。于是自己在药房买了治痔疮的药，再没去医院看病，症状也时好时坏。等到大半年后便血较以往加重，单位体检时遇到个女医生，做直肠指诊才得到初步诊断，到医院进一步检查，病变已不是早期，只能在直肠全部切除之后永久性肠造瘘，虽然保住了性命，但代价就是终身要带一个人工再造的排便口，大肠的排泄物就从那个人工粪口中排出，每天需要按时清理粪袋。

所以，提醒大家，如果家中亲戚有人得过大肠癌，如果有年龄超过 50 岁、男性、吸烟、肥胖、糖尿病等高危因素，即便没有症状，也应积极参与大肠癌筛查，包括粪便隐血检测、大肠镜检查等。出现可能与大肠癌相关的症状时，特别是经过较长时间的治疗仍无效或反复发作时，一定要克服侥幸和麻痹大意的心理，及时到正规医院消化内科或肛肠外科就诊并进行大肠镜检查。

9

大肠癌能治好吗

一旦被诊断为癌症，会给患者及其家属带来沉重的打击，许多患者及家属都视其为"绝症"，不断问："能治好吗？自己还能活多久？"

大肠癌能治好吗？很多的患者确诊后都很关心。其实，回答这个问题很简单，类似于其他癌症，大肠癌如果早期癌肿较小，未发生扩散转移，通过外科手术，部分符合条件的病例甚至可通过内镜下局部切除的方式治疗，是能够治愈的。而中晚期大肠癌治疗则困难和复杂得多，疗效也不尽相同。通过临床上相关的调查发现，患者在就诊的时候，如果已经发生了肠梗阻，那一般5年存活率只有无肠梗阻者的一半。出现肠出血、穿孔、化脓性腹膜炎等并发症者，预后不良。

在大肠癌的治疗中，手术是很关键的。如果手术成功的话，可能有根治癌症的机会，即使没有成功，也能最大限度地延长患者的生命，提高病患的生活质量。做完手术是否意味着彻底的康复？其实不然。由于大肠癌与其他实体肿瘤一样，是一种全身性疾病，尽管80%的大肠癌在诊断时是可以切除的，但是总的治愈率仍徘徊在70%以下，意味着有部分患者在术后将出现局部复发或转移。因此患者仍需要进行一些辅助的治疗，如化学治疗、放射治疗，从而提高手术切除率，降低术后复发率。

一项统计超过10万例大肠癌患者随访数据的研究发现，大肠癌患者术后5年生存率（即术后还能存活5年的人数所占的比例）随着分期的逐渐升高而下降。

大肠癌分期与5年生存率

TNM 分期	5年生存率（%）
I期	93.2
IIA期	84.7
IIB期	72.2
IIIA期	83.4
IIIB期	64.1
IIIC期	44.3
IV期	8.1

因此，若是在早期及时治疗，大肠癌还是有可能治好的。主要是要早发现、早治疗，这样才可能获得长期生存。

值得庆幸的是，大肠癌早期还是有一定征象的，如果能够重视这些早期症状，及时就医，就可以得到早期诊断和及时治疗。而且大肠癌手术根治率较高，对放化疗也相对敏感，尤其是近年来，随着手术技术的不断改进，以及放疗、化疗和靶向治疗等多种方法的综合运用，大肠癌的治疗效果有了显著提升。英国麦克米兰癌症中心的数据显示，从1971年到2011年，结肠癌患者的平均存活时间从7个月延长到了10年，直肠癌患者的平均存活时间从16个月延长到了9年。

所以，大肠癌患者千万不要灰心，不要放弃治疗或延误治疗，一定要到正规的医院接受规范化的治疗，通过患者和医师的共同努力，一起征服癌症。

10

什么是直肠癌

俗语中说的"直肠子"，一般指说话直来直去的人，也用来比喻直性子或性情直爽的人。而医学上所谓的"直肠"是肠管的最末端，上与乙状结肠相连，下与肛门相连。顾名思义，它不同于细长弯绕的"九曲"回肠，也不同于排列酷似英文字母"M"的结肠，虽然不像直线那么直，有几个不太大的弯曲，但也算是身体里相对最直的肠管了，无愧于"直肠"这个称谓。

直肠癌，简单地说就是直肠上长的癌，具体是指从齿状线至直肠乙状结肠交界处之间的癌，是消化道最常见的恶性肿瘤之一。直肠癌一般按照距离肛门的位置，分为低位直肠癌（距肛缘 5 cm 以内）、中位直肠癌（距肛缘 5~10 cm）和高位直肠癌（距肛缘 10 cm 以上）。

我国直肠癌发病年龄中位数在 45 岁左右，直肠癌比结肠癌发生率高，大约占到大肠癌的 60%，青年人直肠癌发病率有升高的趋势，不满 30 岁的直肠癌比例高达 10%~15%。低位直肠癌又占到直肠癌总数的约 60%~70%，大部分病变医生手指从肛门伸进去一摸就能确诊，使用肛门镜或结肠镜也容易诊断，漏诊、误诊都极其可惜。

直肠癌的症状出现频率依次为便血 80%~90%、大便次数增多 60%~70%、大便变细 40%、大便带黏液 35%、肛门疼痛 20%、里急后重 20%、便秘 10%，但这些症状并无特异性。大便出血是直肠癌最常见的症状，非常容易与痔疮混淆。一方面，部分患者出现症状而并不在意，觉得是小毛小病，嫌麻烦，一拖再拖，讳疾忌医；另一方面，临床医生警惕性也不高，出现一些征象可能自己不一定能想到，没能督促患者追查到底，导致确诊时常有不同程度的延误，早诊早治率并不高。

一旦错过早期可内镜下治愈的阶段，患者就需要接受以外科手术为主的综合治疗。但因直肠位置深入盆腔，解剖关系复杂，手术不易彻底，术后复发率高。中下段直肠癌与肛管括约肌接近，保留肛门及其功能是手术的一个难题，"造口人"也以每年数十万的速度呈逐年增长趋势。同时，手术涉及周围邻近的泌尿和生殖系统脏器，对病患生活质量影响较大，术中为达到根治目的，减少复发，又需尽量保护患者排尿功能和性功能，导致在手术方法上争论很多。

11

直肠指诊能查出直肠癌吗

直肠指诊是直肠癌最简便最有效的筛查方法之一，不需任何设备辅助，主要由医生个人来完成。患者可采取肘膝位、左侧卧位或仰卧位等，触诊时医师右手示指戴指套或手套，并涂以润滑剂后（如肥皂液、凡士林、液状石蜡），将示指置于肛门外口轻轻按摩，等患者肛门括约肌适应放松后，再徐徐插入肛门、直肠内，通过手指在患者直肠和肛管内进行触诊，从而查找病变的方法。有时通过直肠指诊，就可以发现直肠癌。

国内的相关数据显示有 80% 的直肠癌就是通过直肠指诊时被发现，有经验的专科医生可通过触诊分辨肿瘤的有无、大小、位置高低、质地软硬、表面光滑程度、活动度等特征。因此对初诊患者及可

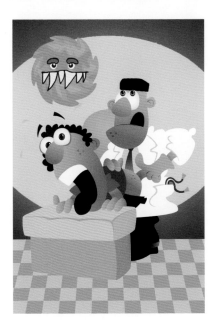

疑患者都应做直肠指诊，以早期发现可疑病变，及早进行进一步检查，以免延误病情。既往有研究报道延误诊断的直肠癌中大约 85% 未进行直肠指诊。在我国的直肠癌中，低位直肠癌约占 60%，这些一般都是可以通过直肠指诊发现的，而美国癌症学会（ACS）也建议 40 岁以上人群每年到医院肛肠科做直肠指诊一次。因此，必须提供对直肠指诊重要性的认识，对于有直肠肛门症状，特别是便血、大便习惯及性状改变的患者，不论病史长短、是否做过直肠指诊，均需常规或再次行直肠指诊，以免漏诊或误诊。

因为需要"脱裤子"和羞于启齿的"菊部"感受，体检时直肠指诊是弃检最多的项目之一。大家都会觉得被陌生人直肠指诊是个很羞涩的事情，所以当医生问及是否需要指诊时，大部分都会拒绝，弃检。但其实，这非常不可取。

直肠指诊简单而有效、安全又经济，除了"菊部"感受……为了顾全健康大局，还请君偶尔牺牲一下"菊部"吧！

12

大肠癌和直肠癌有何关系

　　人体的肠道主要分成两类，一类叫做小肠，另一类叫做大肠。肠道里面最容易出现的癌症是大肠的癌症，统称为大肠癌。但是大肠根据部位又可以进行细分，远离肛门这一段叫做结肠，结肠包括盲肠、升结肠、结肠肝曲、横结肠、结肠脾曲、降结肠以及乙状结肠，而靠近肛门这一段叫做直肠，故大肠又可称为结直肠。医学上通常按照肠癌发生的部位对癌症进行命名，从肛门往上大约 20 cm 之内发生的大肠癌都属于直肠癌， 20 cm 以上的大肠癌都叫做结肠癌。为什么要把大肠的癌分成结肠癌和直肠癌呢？这是因为虽然都是发生在大肠的癌，但是其解剖位置以及生理功能不同，对不同部位的大肠癌进行治疗所采取的手术方式不同，并且预后也不相同。比如直肠癌患者如癌肿发生部位较低，术后需进行肠道造瘘；结肠癌患者手术切除后，并不需要造瘘，不影响排便。而且近几年的研究还发现，虽然都是大

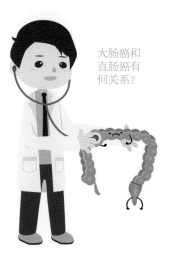

大肠癌和直肠癌有何关系？

肠，但是从胚胎的发育角度来说，并不一样，发生在结肠的肿瘤可能比发生在直肠的肿瘤预后要更好一些。所以无论是从预后，还是从手术方式都会出现结肠癌和直肠癌的区分。

大肠癌会遗传给下一代吗

尽管大肠癌不会直接遗传，但大肠癌与遗传有关，并且具有一定的家族倾向性。目前普遍认为，有直系亲属患大肠癌的人，其患大肠癌的概率也较高，我们称这类人为高危风险人群。针对具有高危风险的人群，目前认为应该从45~50岁开始，定期进行大肠镜检查以进行大肠癌筛查，以期早诊早治。

此外，有些遗传疾病与大肠癌的发生密切相关。一种是家族性腺瘤性息肉病（FAP），FAP患者的大肠内可广泛出现数十至数百个大小不一的息肉（如图所示），严重者息肉遍布口腔到直肠的整个消化管道。若不及早治疗，90%以上的FAP将有可能转变成大肠癌。此外，FAP患者患其他器官肿瘤的机会也明显增加，如胃十二指肠息肉、硬纤维瘤、骨瘤，以及胰腺、肝脏、甲状腺、脑部的癌症等。但只要FAP患者及早行大肠镜检查和接受手术治疗，可以有效阻止FAP发展成大肠癌。还有一种叫遗传性非息肉性结直肠癌（HNPCC），又称Lynch综合征，是一种遗传性的大肠癌，占大肠癌的5%~15%。之所以称为"非息肉性"是为了与家族性腺瘤性息肉病（FAP）区分开来，FAP患者息肉数目通常>100个，而HNPCC患者的大肠通常只有散在的几个息肉。HNPCC是一种常染色体显性遗传疾病，患者子女均有50%概率遗传这一基因，基因携带者有70%~80%的可能得大肠癌。

大肠癌的发病有男女区别吗

　　根据资料显示，全国男、女性大肠癌发病率分别为 32.5/10 万和 26.7/10 万，男性发病率高于女性，男、女性大肠癌死亡率分别为 15.6/10 万和 12.7/10 万。2015 年大肠癌的新发病例数为 37.63 万人，其中男性患者 21.57 万人，女性患者 16.06 万人；因大肠癌死亡患者 19.1 万人，其中包括男性 11.11 万人，女性 8 万人（如图所示）。关于男女大肠癌发病率的差异，一般认为，除遗传因素外，男性吸烟、酗酒等不良生活习惯，是导致大肠癌的重要危险因素。并且和女性相比，男性不仅在日常饮食中摄入了更多的脂肪和蛋白质，而且饮食中还缺乏蔬菜、水果和粗粮，这些都会增高大肠癌发生的概率。研究还发现，那些应酬过多、饮食中膳食纤维摄入过少、以车代步的男性在患病人群中所占比例较大。体力活动较少不能有效地刺激人体肠道蠕动，导致内源性分泌胆酸与致癌物在结肠中滞留的时间较长，降低了肠道的免疫力以及抑癌能力。

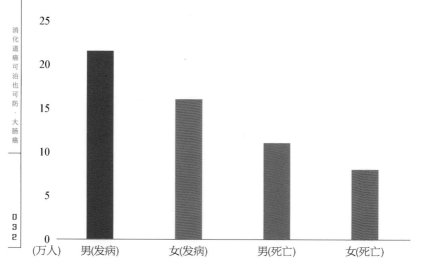

如何区分直肠癌与痔疮

痔疮和直肠癌的发病部位相近，都常有便血症状，所以当有些症状交叉或不典型时，尤其是两种疾病共存时，临床诊断常相混，这就有可能延误了直肠癌的诊断，错过了最佳治疗时机。出现便血时该如何鉴别直肠癌和痔疮呢？

首先，仔细观察这两种疾病的便血特点。痔疮患者的大便有血，多因为排便时大便擦伤患处（曲张的静脉团，如图所示），血液多数是随着大便排出后滴下来，因此与粪便不相混合，更没有黏液存在，所以一般是大便表面带血，便后手纸带血，便血的颜色多为鲜红色。而直肠癌的出血是因为肿瘤本身表面破溃，不断地出血或渗血。此外，由于直肠癌位置常高于内痔，因此当大便在直肠潴留时，会与直肠癌出血混合，造成大便内混杂有血液。可见直肠癌的大便带血为陈

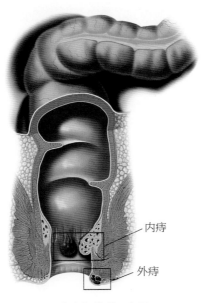

内痔

外痔

内痔与外痔示意图

旧性出血，因此血液颜色多见暗红或果酱色，时间长了，甚至大便内的血液变成黑色。同时因直肠癌破坏直肠黏膜而产生黏液分泌，以及继发局部感染流脓，所以大便本身还可能会带有黏液和脓液，此时又被称为脓血便。

其次，两种疾病的发病年龄也有所不同。痔疮可能发生在任何年龄，而直肠癌的患者多是中年人（> 40 岁）或老年人。并且两种疾病伴随症状也不尽相同。痔疮便血多表现为无痛性（尤其是内痔）、间歇性，有时还会有肿块（静脉团）从肛门脱出。对于脱出的痔，手指按压后很软，和身体其他部位的静脉一样，可以被压扁，或者推回肛门内。如果内痔长期脱出，会出现疼痛和硬结感，这是因为曲张的静脉团内形成了血栓。直肠癌作为实体肿瘤，位置固定，一般不会出现脱出肛门的情况。也正因为直肠癌在直肠局部固定生长，会导致直肠壁僵硬、受压，从而出现大便次数增多、肛门坠胀、里急后重、排便后不久又出现便意，但却无粪便排出或仅排出少量粪便；进一步生长还会导致直肠管腔狭窄，甚至部分堵塞直肠，从而导致大便困难、大便变细等，少数患者还会因直肠梗阻出现腹痛、腹胀等，而痔疮则极少会引起这些症状。当直肠癌到了晚期之后，还会因肿瘤侵犯周围组织和器官，出现尿频、腹部疼痛、骨盆疼痛等；肿瘤长期消耗人体，则会出现贫血、体重下降、疲劳等。

最后，对于有便血的病人，无论有没有痔疮，一定要去医院请医生检查。如肛门指诊、乙状结肠镜、结肠镜等，并取活体组织送病理检查，所花的费用也不高，千万别让小小痔疮耽误了对直肠癌等疾病的诊断和治疗。

16

什么是肿瘤标志物, 大肠肿瘤标志物又有哪些, 对诊断大肠癌有帮助吗

肿瘤标志物又称为肿瘤标记物, 是由肿瘤细胞合成、释放, 或机体对肿瘤细胞发生反应时升高的一类物质。它们存在于细胞、组织、血液或体液中, 可通过生物化学、免疫学等方法进行检测, 如果其含量升高, 则可能与肿瘤有关。但是肿瘤标志物升高不等于一定患有肿瘤, 而肿瘤患者的肿瘤标志物也不一定升高。目前在临床上, 肿瘤标志物主要对肿瘤患者的辅助诊断、预后判断、疗效观察, 监测肿瘤有无复发、指导后续治疗等有一定的价值。胃肠道肿瘤标志物很多, 常见的有: 癌胚抗原（CEA）、CA19－9、CA242、甲胎蛋白（AFP）、CA72－4、CA125、CA152、CA50 等。但对于大肠癌来说, 最重要的肿瘤标志物是 CEA、CA19－9。

CEA: 目前认为, 血清 CEA 升高不仅可见于胃肠道的恶性肿瘤患者, 也可见于乳腺癌、肺癌以及泌尿系统癌症等其他恶性肿瘤患者。此外, 对于吸烟、妊娠期以及心血管疾病、糖尿病、结肠炎、肝炎等非肿瘤性疾病, 部分患者的血清 CEA 也会有所升高。所以 CEA 不是大肠癌特异性的标志物, 在诊断上只有辅助价值。虽然不能作为诊断某种恶性肿瘤的特异性指标, 但在恶性肿瘤的鉴别诊断、病情监测、疗效评价等方面, 仍有重要的临床意义。

CA19－9: 主要在胰腺癌患者中表达, 但在大肠癌、胆囊癌、胆管癌、肝癌和胃癌患者血清中阳性率也较高, 部分良性疾病如慢性胰腺炎和胆囊炎等患者血清中也可轻度升高。因此, 和 CEA 类似, 虽然 CA199 不是大肠癌特异的标志物, 但是可以与 CEA 联合检测以提高诊断效能, 也可用于监测大肠癌术后的复发和转移。

到目前为止, 尚未发现一个既敏感又特异的肿瘤标志物可单独应

用于大肠癌的检测。临床上常将几项相关的标志物联合起来，同时对某一肿瘤进行检测，以提高临床诊断的准确性。由于肿瘤标志物属于大肠癌的辅助诊断，最终的确诊需要依赖进一步的检查，如结肠镜检查、病理检查等。

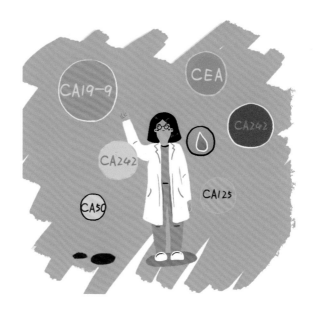

17

基因检测对大肠癌防治有帮助吗

　　肠道肿瘤具有明显的家族聚集性，患者的直系亲属患病率显著高于其他群体的患病率，研究表明这是一种"遗传易感性"，即某些基因改变使得人们更易患此类基因相对应调控的恶性肿瘤。能够使细胞发生癌变的基因统称为原癌基因，能够抑制肿瘤发生的基因称为抑癌基因。正常情况下细胞在原癌基因和抑癌基因共同调控下自然增殖分化，然而当原癌基因发生改变或过量表达，或者抑癌基因缺失或失活时，正常细胞就不再正常分化而恶性增殖成为肿瘤细胞。因此，基因检测对有肿瘤家族史的病人有早期监测及早期预防的作用。此外，对于家族史阴性但青少壮年发病者也要注意基因检测。

　　目前发现与结直肠肿瘤相关的基因主要有：

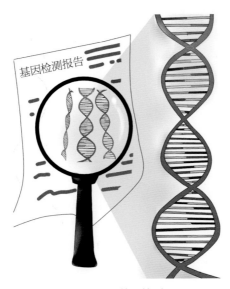

基因检测

(1) K-ras 基因

该基因定位在 12 号染色体上，是一种原癌基因。目前认为 K-ras 基因突变是大肠癌发生过程中的早期事件，大肠癌患者 K-ras 基因突变率为 30%~35%。

(2) APC 基因

该基因定位在染色体 5q21 上，是一种抑癌基因，该种系突变的个体中几乎 100% 的大肠腺瘤都可发展成为大肠癌；一般正常人 APC 基因的突变率约为 1/500，而大肠腺瘤患者基因突变率约为 60%。家族性腺瘤性息肉患者也通常有 APC 基因种系突变。

(3) MMR 基因

该基因是一种 DNA 错配修复基因，也是抑癌基因的一种，包括 *hMSH2*、*hMLH1*、*hPMS2*、*hMSH3* 和 *hMSH6*。这些基因对 DNA 的错配具有修复功能，在该种系基因突变的情况下，人们更易患遗传性非息肉型结肠癌。

早期预防

18

多吃蔬菜水果能够降低患大肠癌的风险吗

  多吃蔬菜水果确实有很多好处，但是这真的可以降低罹患大肠癌的风险吗？有研究表明蔬菜水果可以预防结肠癌的发生，但是有人认为水果蔬菜与结肠癌无关。不过最近多项国际权威研究均表明：蔬菜产生的化学物质可以帮助我们维持肠道健康并预防肠道炎症和肿瘤的发生，特别是羽衣甘蓝、卷心菜和西兰花。

  蔬菜水果中含有丰富的植物纤维，这些纤维虽然不能被人体消化吸收，但在维持肠道健康方面却发挥着十分重要的作用。首先，植物纤维进入肠道后可以吸附大量的水分，增加粪便的体积，起到刺激肠壁、促进肠道蠕动的作用，从而减少了有害物质在肠道内的停留时间；其次，这些没有被消化的植物纤维可以吸附肠道内的亚硝胺、多环芳烃等致癌物质，促进致癌物质的排出；此外，植物纤维可以增加饱腹感，从而减少脂肪的摄入，在一定程度上可以预防肥胖，从而降

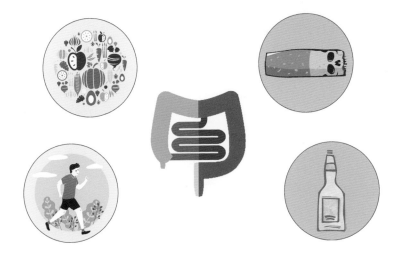

低患大肠癌的风险。此外，蔬菜蔬果中含有的维生素及微量元素具有抗氧化的作用，在预防结肠癌方面也有一定的作用。

因此，在日常生活中要注意饮食搭配，多进食新鲜蔬菜水果有助于肠道健康，减少大肠癌发生风险。

吃哪些食物容易得大肠癌

(1) 高蛋白质、高脂肪饮食

高蛋白质、高脂肪膳食与大肠癌发病息息相关。调查结果显示大肠癌在欧洲、北美和大洋洲等脂肪食用较多的地区多发,而在非洲及亚洲多数食用脂肪较少的国家发生率较低。随着我国经济发展,人们改变了以水果蔬菜类和碳水化合物类为主的食物搭配,代之以高脂肪、高蛋白质、高能量的摄入,从而导致大肠癌发病率呈明显上升趋势,且经济发达地区发病率明显高于欠发达地区。其致病原因可能系未消化的蛋白质和脂肪进入结肠后,在结肠内细菌的分解作用下产生大量致癌物质,进而导致大肠癌的发生。

(2) 腌制食品

食物中的硝酸盐在腌制过程中会被微生物还原为亚硝酸盐,而亚硝酸盐在人体内特定的 pH 及微生物的作用下则会生成致癌物质——亚硝胺,从而增加罹患大肠癌的风险。另一方面,蔬菜被腌制后其所含的维生素会损失较多,特别是维生素 C 几乎会全部流失。因此,我们建议尽量食用新鲜蔬菜水果,不仅有助于维持身体健康,还可以早期预防大肠癌。

(3) 烘烤、油炸、烟熏食品

油脂反复高温加热后,其中的不饱和脂肪酸会产生二聚体、三聚体等聚合物,毒性较强,促进大肠癌的发生发展。例如大部分油炸、烤制食品中含有高浓度的丙烯酰胺,高温烹制鱼、肉裂解产生的二甲基肼等均有较强的致癌作用。

吸烟会增加患大肠癌的风险吗

　　众所周知，烟草中含有多聚芳香烃、杂环芳香烃和 N - 亚硝胺等多达 55 种致癌物，因此，吸烟是肺癌、食管癌等多种恶性肿瘤发生的重要致病因素，而其实长期吸烟也会增加大肠腺瘤性息肉的发生率，并与大肠癌的发生率和死亡率显著相关。研究发现，罹患大肠癌的风险随吸烟量的增大而显著提高；此外早期吸烟、长期吸烟会使大肠癌发生年龄提前，2008—2009 年我国开展的一项大肠癌吸烟习惯与发病年龄调查数据显示，与从未吸烟者相比，开始吸烟年龄≤16 岁和吸烟年限 15 ~ 34 年的男性大肠癌患者，诊断年龄分别提前 7. 89 岁和5. 11 岁，因此对于早期吸烟及长期吸烟的人群，大肠癌的起始筛查年龄应提前 5~10 岁。

　　除此之外，二手烟同样会增加大肠癌的患病风险。这是由于二

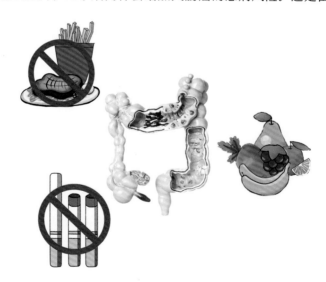

手烟的一些有害化学物质比主动吸烟的烟草烟雾含量更高（一氧化碳是主动烟雾的2倍，焦油和烟碱是3倍）。因此，家庭、公共场所、工作场所的二手烟也可能会增加非吸烟者罹患大肠癌的风险。调查显示丈夫吸烟的女性患大肠癌的风险是丈夫不吸烟女性的3.54倍。

吸烟虽然是大肠癌的危险因素，但是可控可防的！因此要保持良好的生活习惯，远离烟草；吸烟者及早戒烟，避免在家中吸烟；在公共场所和工作场所设立独立的吸烟区，以减少对非吸烟者的伤害。通过这些简单有效的措施，积极防治大肠癌。

喝酒会增加患大肠癌的风险吗

科学家们已经证实，酒精可增加多种肿瘤的发生风险，如肝癌、肺癌等。但是饮酒和大肠癌的发生是否存在关联，医学界仍有一定争议。目前多数学者认为饮酒可增加大肠癌的患病风险，并被越来越多的研究所证实。

2014年国际癌症研究机构的研究报告认为，饮酒会增加大肠癌的患病风险，两者存在明确的因果关系。来自欧美国家的几项研究表明饮酒量与患病风险也呈明显的正相关性，在经常饮酒人群中，酒精摄入量最高的群体罹患大肠癌的风险是酒精摄入偏低群体的3.5~4.4倍。酒精摄入量大于45 g/d，则大肠癌的患病风险增加1.5倍。有趣的是，国外有研究结果显示，不同类型的酒对于大肠癌风险亦不同。对于乙状结肠癌，一般喝酒者发生乙状结肠癌的风险是不喝酒者的4倍，主要喝啤酒的人患乙状结肠癌的风险是不喝酒者的12倍，酗白酒者的大肠癌患病风险是戒酒者或适度饮酒者的2倍，而喝葡萄酒的人患大肠癌的风险更低。

由此可见，饮酒，尤其是大量饮白酒、啤酒，可增加大肠癌的发生风险，选择恰当类型的酒，并把握好饮用的度与量则有利于大肠癌的防治。

运动能够降低患大肠癌的风险吗

随着社会经济的高速发展，人们的工作强度及生活压力也越来越大，生活方式也发生了明显改变，运动甚至成为了很多上班族的"奢侈品"。却不知道这样的生活方式竟使自己患有大肠癌的概率增多。研究发现大肠癌的发生13%与运动不足有关，12%与不良饮食习惯有关，10%~15%与遗传因素有关，因此，养成良好的生活方式（如，规律的运动、良好的饮食习惯、保持适当的体重等）可减少50%~75%的大肠癌发生风险。

国内外也有不少研究发现中等强度以上的运动能够降低上消化道肿瘤、胰腺癌等的发生，每天进行30~60分钟中等强度以上的运动可以减少30%~40%大肠癌的发生风险。运动预防癌症发生作用的机制仍不清，可能与体育运动增加了胃肠道的活动性有关，我们日常生活中难免会进食一些油炸食品和烧烤类的食品，其中不可避免地会含有致癌物，正常情况下这些肠道内的致癌物会随大便排出体外。但是，如果我们平常运动过少，肠道的蠕动会明显减慢，从而影响正常的消化吸收及排便功能，延长致癌物在肠道内的滞留时间，参加大肠病变甚至癌变的发生。运动还能减少体内脂肪的贮存，运动的这种能力降低了具有潜在致癌作用的激素水平，从而避免了大肠癌的发生。此外，最近有一项研究发现，坚持运动6周就能改变人们的肠道细菌，肠道细菌产生丁酸盐的水平就会增加。丁酸盐是一种抗炎酸，它与预防肠癌、减肥和增强免疫力有关。并且运动的习惯需要保持，如果人们恢复不爱运动的"懒散"状态，运动对肠道细菌的积极影响就会逆转。

因此，为了身体健康，人们还是应该克服困难，坚持科学运动。

科学运动的关键要把握好运动强度，除了心率保持在适当范围，还要有强烈的时间概念，一般而言，有氧状态下每次的运动时间在 30~60 分钟为宜，一旦过量，不仅无益，反倒可能损害身体机能。

23

常吃辣会导致大肠癌吗

大部分人都听过"吃辣椒致肠癌"这一说法，事实上关于辣椒"致癌"还是"治癌"没有确切的定论。

有关辣椒素和胃肠道癌症的研究表明，辣椒素会引起肠癌细胞的死亡，甚至降低肠癌恶风险。原因可能如下： ①辣椒碱能促进食欲，改善消化；②辛辣食物可刺激肠道使其蠕动加快，肠内容物排泄加速，带走肠道内积聚的致癌物质；③辣椒素引起大肠癌某些细胞株凋亡，阻止肿瘤细胞增长，从而遏制了癌症的发病。另外，吃辣可以促进体内新陈代谢，促进消化，抗菌杀虫，增强食欲，预防胆结石，改善心脏功能，降血糖，缓解皮肤疼痛，有减肥作用。

辣椒虽好，却不要贪吃。吃辣椒体内火气旺盛，味蕾因辣椒长期刺激会变麻木，影响味道的识别，并有依赖现象；像某些人说的无辣不欢就是这个意思。另外，对肠胃刺激也比较大，易引发肠胃病，出

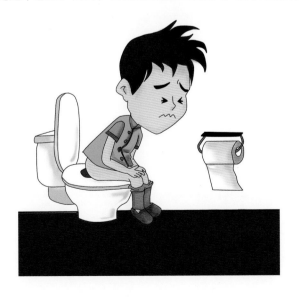

现胃疼、肠绞痛、拉肚子，吃辣后第二天排便的"酸爽感"相信大家也都体会过的。痔疮患者如果大量食用辣椒等刺激性食物，可使痔疮疼痛加剧，甚至导致出血等症状。因此，痔疮患者应多饮水，多吃水果，少吃或不食辣椒。

所以，作为调味佳品，辣椒虽深受众人喜爱，但凡事有度，过度伤身，辣椒吃与不吃要因身体情况而异。

24

经常便秘会引起大肠癌吗，
什么是结肠黑变病

便秘会引起大肠癌吗？这在学术上是有着广泛争议的问题。一些学者认为便秘患者肠道滞留的粪便通过对肠道黏膜的刺激和与肠道细菌产生致癌物，可能引起肠癌。而最近更多研究结果显示，即使是长期、慢性便秘都不会显著增加大肠癌的发病风险，但慢性便秘会引起肠道息肉发生率增加。肠道息肉有部分可能发展为结肠癌，故应该给予重视。

便秘不是病，便秘起来真闹心。便秘谈不上是什么难言之隐，甚至连"疾病"都不算，然而它却能让你体会到各种难以名状的郁闷。新发便秘的患者需医院就诊，明确病因，对于习惯性便秘的患者，需坚持参加适当的体育锻炼，有意培养良好的排便习惯，合理饮食，注

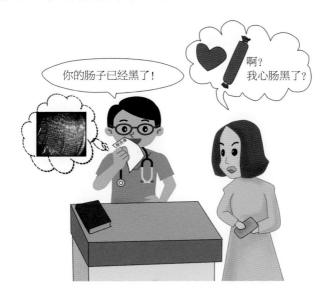

意补充膳食纤维。含膳食纤维最多的食物是麦麸、水果、蔬菜、燕麦、玉米、大豆、果胶等。此外，应积极治疗全身性及肛周疾病，防止或避免使用引起便秘的药品，培养良好的心理状态，均有利于便秘防治。

不少慢性便秘的患者，会选择使用长期口服"排毒""清肠"等泻药，帮助排便，但这种行为往往导致肠道过度排空，引发肠道功能紊乱、放射感应度降低，严重的诱发一系列的胃肠道疾病。尤其含有蒽醌类物质的泻剂，例如"减肥药""美容养颜药"等，可能会引起结肠黑变病。此外，有学者认为便秘本身可能是引起大肠黑变的一个重要因素。很多患者肠镜检查后被告知"肠黏膜都变黑了"就是这个病在作祟。

近年结肠黑变病在我国呈现明显的上升趋势，常见于老年人，无遗传性，其本质是"清肠药"中的某些成分被结肠黏膜固有层内的巨噬细胞吞噬，形成了大量的脂褐素。结肠黑变病无特异性症状和体征，主要有腹胀、便秘及排便困难，少数患者有下腹部隐痛及食欲欠佳等症状，偶尔会出现水肿性结肠狭窄。研究发现结肠黑变病多伴发结肠癌、腺瘤和息肉。所以诊断结肠黑变病的患者需要定期复查肠镜。结肠黑变病无特殊治疗，停服上述泻药后可改善症状。

25

长期腹泻是不是提示得了大肠癌

　　相信生活中每个人都会遇到过"拉肚子",但是有些人拉肚子没完没了,经常拉肚子;即使吃了药还是拉肚子;甚至是天天拉肚子,当这种情况持续4周就称之为慢性腹泻。那么这种长期腹泻是否会引起肠癌呢? 国内的危险因素研究认为,40岁以上出现以下5种表现中任意两者的患者应列为结肠癌的高危人群:黏液血便,慢性腹泻,慢性便秘,慢性阑尾炎及精神创伤史。由此可见慢性腹泻与肠癌的发病有着一定的关联。那么慢性腹泻的患者如何有效的筛查及预防结肠癌发生呢? 首先,慢性腹泻的患者可以考虑做个肠镜检查,可以对结肠癌及癌前病变做到及早发现,及时治疗。其次,腹泻的病因比较复杂,可以大致分为胃部疾病、肠道疾病、肝胆胰疾病以及全身疾病这四类,完善检查后,明确病因,大部分患者可以用过内科治疗获得临床治愈。

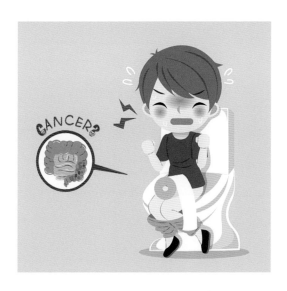

对于排除了器质性疾病的患者，除了药物性调节，饮食的调整也有很大帮助。调整食谱，做日记记录哪些食物可以加重症状，避免相关食物。例如，如果乳糖不耐受的患者，奶制品可以加重的症状；患者受凉容易腹泻，应不吃西瓜、冷饮和油炸等易引起腹泻的食物；但健脾食品如山药、扁豆、莲心、百合、红枣等食物滋肠、健脾，可止腹泻；办公楼人群须注意让大脑休息，放松神经也可减轻症状；较多肉食可以引起肠易激综合征患者痉挛疼痛和腹泻，减少肉食的摄入和少量多餐有助于减轻症状。

总之，防止腹泻，从健康生活做起！

痔疮会导致大肠癌吗

　　痔疮，作为极其普遍的常见病，给患者带来不少羞涩和尴尬的痛苦。而其中最让患者揪心的是问题便是痔疮会不会癌变?其实痔疮和直肠癌，两者之间无论是从发病的原因，发病的机制，疾病的治疗都存在极大的不同。痔疮是良性疾病，痔是肛门部位的静脉发生曲张而形成的一个或多个团块状血管团，直肠癌则是直肠内表面黏膜发生的一种恶性肿瘤。故不会出现痔疮会恶化成直肠癌的可能。

　　很多直肠癌患者在早期便血，会误认为是痔疮，任其发展，直肠癌病情加重，出现不同的症状，检查才发现自己患上了直肠癌，于是就认为是痔疮导致的，这其实就是个误会。此外，痔疮的患者也可能同时患有直肠癌。对于出现便血的痔疮患者，不做进一步检查是极其危险的。目前临床上用于区别痔疮与直肠癌的最基本、最简单、最有效的检查方法就是直肠指诊，其有效率高达 75% 以上。所谓的直肠指诊就是医生戴手套，将示指从肛门伸入到直肠腔里，根据手指触及直肠四周黏膜进行检查，得出初步诊断。但有时受限于医生手指的长度，对于直肠上端的肿瘤难以触碰到。所以不管是直肠指诊已确诊，还是考虑直肠癌可能，大肠镜检查必须要做。通过大肠镜检查，医生可以鉴别痔疮及肿瘤，初步诊断肿瘤性质，同时采集肿瘤标本进行病理分析。

长期胃肠炎会变成大肠癌吗

在日常生活中，常有人会出现肚子痛、拉肚子或便秘等，甚至有的人还会出现大便带血、带脓等情况，而且这些症状时轻时重，反复发生，他们常会认为自己得了"胃肠炎"，但事实却并非如此。其中一大部分人可能是因为感染因素（细菌、真菌、寄生虫等）或非感染因素（溃疡性结肠炎、克罗恩病等）得了"胃肠炎"。其中尤其是非感染因素，常会引起"胃肠炎"症状反复发作，从而形成慢性（长期）胃肠炎。而有一部分人，可能并非简单的"胃肠炎"，他们的症状可能长期反复、迁延不愈，且伴有体重降低、贫血等不适。这时就要多加关注，他们是否是出现了另一种类似"慢性胃肠炎"的恶性疾病——大肠癌。若是将早期的大肠癌一直当作慢性胃肠炎治疗和处理，将会延误病情，影响患者的生存及预后。

那么，长期胃肠炎会变成大肠癌吗？有研究发现慢性结肠炎与大肠癌的关系密切，并发现慢性结肠炎患者发生大肠癌的机会比正常人高 6.9 倍，出血性溃疡性结肠炎的癌变危险性则更大。这可能与炎症

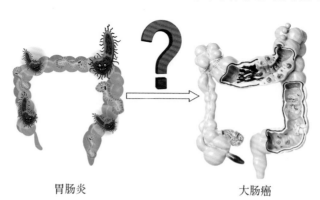

胃肠炎　　　　　　　　　　　　　　　大肠癌

长期刺激肠道黏膜并促使肠道黏膜异型增生和癌变有关。

因此，长期患胃肠炎的人更容易患大肠癌，需要比健康人更加注重大肠癌相关筛查，必要时需进一步行肠镜相关检查，防患于未然。

28

溃疡性结肠炎会变成大肠癌吗

回答这个问题之前，首先需要了解一下什么是溃疡性结肠炎？溃疡性结肠炎是一种累及直肠和结肠的慢性炎症性疾病，病因不明，发病高峰为 20~30 岁。患该病的人常会出现腹泻、腹痛、黏液脓血便等症状。病情轻重不一，时常反复，有时还会合并关节炎等肠外表现。这种疾病的病变部位大多在直肠、乙状结肠和降结肠，但有些患者病变部位在升结肠，严重时可遍及整个结肠。它的诊断主要依靠结肠镜。

那么，溃疡性结肠炎是否会变成大肠癌呢？有研究发现，与同年龄和同性别的一般人群相比，溃疡性结肠炎患者并发结肠癌的机会明显增高。这可能是因为炎症慢性刺激可引起调控细胞增殖的相关基因发生突变，从而造成肠上皮异型增生和癌变。还有研究发现溃疡性结肠炎患者大肠癌总的发病率为 3%~5%。

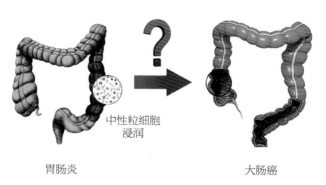

中性粒细胞
浸润

胃肠炎 　　　　　　　　　　　　大肠癌

溃疡性结肠炎的癌变与哪些因素有关呢？首先，一般认为癌变趋势与病程长短有关，随着患病时间的增加，结肠炎的癌变率增加。其次，与首次发病的年龄也有关，首次发病年龄越小，最终发生癌变的可能性就越高。再者，与病变范围有关，溃疡性结肠炎的癌变率，全大肠炎为 6.3%，左侧大肠炎为 1%。

因此，溃疡性结肠炎患者是大肠癌的高危人群，对于这类患者需要坚持治疗，注意调养，定期检查。定期复查大肠镜，一旦发现有癌变趋势就及时进行手术切除。

年龄越大的人患大肠癌的风险越高吗

目前，无论是在欧洲或者亚洲，大肠癌的发病率均明显较前增高，这可能与人口老龄化有关。美国的一项研究发现，随着年龄的增高，大肠癌在人群中发病风险增高，国内也有类似的发现。因此，年龄也是大肠癌的危险因素。

那么，为什么年龄越大的人患大肠癌的风险越高呢？这可能与以下几点有关：①各种致癌因子的积累效应：大肠每天都要与粪便中大量致癌物质接触，且年龄越大，各种致病因素对大肠黏膜刺激的时间越长，所以更容易发生大肠癌；②免疫功能下降：老年人免疫功能下降，使机体对突变细胞的免疫监视能力及免疫清除能力下降，从而导致突变细胞向癌细胞的进一步转化；③肠道功能退化：随着年龄增大，老年人的肠道吸收功能较前减弱、蠕动较前减慢，使大便在肠道滞留时间过长，从而造成毒素大量吸收。以上3种因素相互作用，促使年龄越大的人患大肠癌的风险越高。

因此，老年人需要关注自己有无排便习惯（次数、频率）或大便性状（粗细、有无带血）等改变。若出现，需要到医院就诊，寻求医生帮助，并行粪便常规、大肠镜等相关检查。也可积极参加社区医院开展的大肠癌筛查，定期体检，关注肠道健康，预防大肠癌的发生。

肥胖的人更容易患大肠癌吗

目前，随着生活水平的提高，肥胖已变成现代社会的"富裕病"。目前发现有许多疾病均与肥胖有关，例如大家所熟知的有冠心病、糖尿病、高血压、高血脂等。同时，肥胖还与一些恶性疾病有关，如乳腺癌、子宫内膜癌、食管癌、大肠癌等。那么肥胖的人为何容易患大肠癌呢？

首先，我们需要了解一下，如何判断一个人是否肥胖。所谓肥胖是指人体内脂肪储量超过正常人的平均水平，特别是以三酰甘油为主的体脂成分。目前常用体重指数（BMI）来判断是否肥胖，计算方式为体重（kg）除以身高（m）的平方，正常的 BMI 值为 $18.5 \sim 23.9 \, kg / m^2$，超重为 $24.0 \sim 27.9 \, kg / m^2$，肥胖则是达到 $28.0 \, kg / m^2$ 及以上（该标准只适用于成年人）。

肥胖的人为何更容易患大肠癌呢？首先，肥胖可导致人体内激素水平变化、破坏细胞周期、引起代谢异常和炎症反应，从而增加脂溶性致癌物质潴留，诱发癌症。其次，饮食是引起大肠癌的最重要因素之一，而肥胖患者常伴有不合理饮食，特别是高热量、高脂肪、低纤维饮食，可改变大肠菌群组成，生成致癌物质，且促使大肠中宿便停留时间延长，这就进一步提升了患大肠癌的风险。另外，研究发现经常进行体育锻炼或从事体力劳动的人，大肠癌的发病率较低，这从另一方面证明了肥胖和肠癌的关系。因此，多种因素的相互作用，使肥胖的人更容易患大肠癌。

对于肥胖人群，需要改变膳食结构，减少脂肪摄入，增加纤维素摄入，控制体重，就有可能使大肠癌的发生率下降。但需要注意的是，均衡饮食和饮食多样化是基本原则，不能因为怕癌症就彻底素食，或者因为某些食物可能有防癌效果就长期、过量地摄入，这种饮食方式同样是不合理的。对于那些病理性肥胖，需要进一步医院就诊，寻找肥胖病因，从病因方面合理降低体重，维护身体健康。

哪些药物可以预防大肠癌

随着大肠癌的发病率增高，大肠癌的化学预防也逐渐备受关注。化学预防指的是用天然或人工合成的化合物来预防、抑制或逆转恶性肿瘤的发展。目前阿司匹林、叶酸、钙及维生素 D、二甲双胍等药物可能对大肠癌具有一定的预防作用。

(1) 阿司匹林

阿司匹林是目前研究最多的化学预防剂，但其具体预防机制仍不清楚，可能是通过抑制前列腺素合成酶 COX－1 和 COX－2 预防癌变。有研究发现阿司匹林可预防大肠癌，但其所需的剂量、用药时间及预防人群仍有较多争议。且由于其容易引发消化道出血等不良反应，故不能广泛应用。

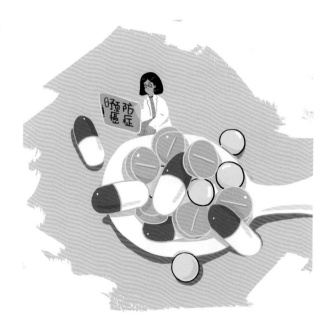

(2) 叶酸

叶酸缺乏可使正常上皮组织有瘤性转化倾向，适当补充叶酸能抑制癌变及降低大肠癌发病率；但对于已存在的肿瘤，叶酸缺乏抑制作用，补充叶酸却促进肿瘤的复发和进展。目前还不能确定叶酸的安全有效剂量及最佳给药时间，所以暂不支持将叶酸作为预防大肠癌的药物。但若患者本身叶酸水平低于正常，就可补充中等剂量叶酸以预防大肠癌。

(3) 钙和维生素 D

目前，流行病学调查和动物实验均证明钙剂和维生素 D 可在一定程度预防大肠癌的发生。有临床试验证明，补充钙剂可减少大肠癌的复发。

(4) 二甲双胍

有研究数据支持二甲双胍能降低 2 型糖尿病患者的大肠癌发病风险，二甲双胍有望成为 2 型糖尿病患者的大肠癌初级预防药物。

除了上述药物外，还有其他非类固醇抗炎药物、黄连素等药物也可预防大肠癌，但其具体作用机制及副作用等尚不清楚。目前尚不支持长期服用这些药物来预防大肠癌，这些药物仍需要在医生的指导下才可服用，不可擅自服用。需要再次提醒大家：这些药物目前仍不能作为标准医疗预防措施，不能替代肠镜及大肠癌筛查等检查。

32

保健品可以预防大肠癌吗

　　随着人们对防癌抗癌、延年益寿的渴望，越来越多的保健品充斥了市场，受利益驱使，一些人打着"咨询义诊""专家健康讲座"等旗号，将某些保健品吹嘘成防癌的灵丹妙药。这些保健品究竟有没有功效？真能防癌抗癌吗？

　　保健品是保健食品的通俗说法，它是指声称具有特定保健功能或者以补充维生素、矿物质为目的的食品，即适宜于特定人群食用，具有调节机体功能，不以治疗疾病为目的，并且对人体不产生任何急性、亚急性或者慢性危害的食品。保健品是中国大陆的一般称呼，在国外一般称之为膳食补充剂。

　　其实所谓保健品，其成分不外乎是维生素、矿物质、天然植物提取物、海洋生物提取物等。其中的有些成分经过某些研究（主要是体外实验和动物实验），可能提示有抗癌功效，但你别寄希望于简单地靠吃含有这种成分的保健品去防癌，含有抗癌成分不等于吃了这个

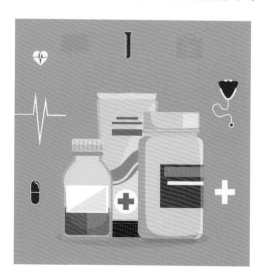

东西就可以防癌抗癌。动物实验研究是从这种食物中提取到某个成分，然后用一定剂量去对动物进行实验。但是为了达到这个有效的剂量，你得吃多少这种食物或保健品啊？癌症没预防，你倒先被吃撑死了。

所谓的"防癌或抗癌保健品"其实更多的是概念炒作，它们根本起不到什么防癌抗癌的作用。保健品不是药品，它只是人体的一种营养补充剂，不能直接用于治疗疾病。国家批准上市的保健品一般对人体无明显的毒副作用，但也没有肯定的预防癌症的作用，更无治疗癌症的功效。

与其在生活中通过服用保健品来预防大肠癌，还不如均衡饮食、合理搭配、养成良好的饮食习惯更靠谱一些！

哪些疾病会引起大肠癌

癌前病变是指一类癌变潜能较高的病变。部分癌前病变会稳定存在，部分则会发展成癌，癌变比例因癌种及癌前病变类型而异。另外，这也是一个相对漫长的过程，一般会经历上皮增生→非典型增生→癌，就是说这是一个量变到质变的过程。

大肠癌的癌前疾病主要包括腺瘤性息肉、炎症性肠病等。

大肠息肉是从大肠黏膜表面突起到肠腔的隆起状赘生物。通俗地说，是长在肠管内的一个肉疙瘩，是结肠发病率最高的良性肿瘤。大肠是息肉的高发部位，由于很少引起不适症状，也很少引起出血和梗阻，因此往往不易被发现，多数是在体检或检查其他疾病时才被发现的。息肉分为腺瘤性息肉和非腺瘤性息肉两类。腺瘤性息肉有癌变可能，有研究表明，95%以上的大肠癌来自大肠腺瘤。而非腺瘤性息肉如炎症性息肉、增生性息肉等，与大肠癌发病关系不大。大肠腺瘤性息肉癌变的经过大致是：正常肠黏膜→增生→腺瘤形成→腺瘤癌变。这个过程一般需要几年到十几年的时间。所以如果发现了腺瘤性息肉也不要过分担心，及时切除就可以阻断这个过程。

炎症性肠病包括溃疡性结肠炎和克罗恩病，是一种以肠道慢性非特异性炎症为主要表现的疾病。该病在西方的患病率远高于我国，随着我国人民生活方式的改变，近年来该病在我国的发病率正在逐年上升。研究发现，溃疡性结肠炎的患者大肠癌的发病率10年为2%，20年为8%，30年之后达18%。而克罗恩病患者发生大肠癌的危险性也是普通人群的数倍。因此，如果患有炎症性肠病，一定要定期进行大肠镜检查，以及时发现癌变并处理。

酸奶可以预防大肠癌吗

酸奶是以牛奶为原料，经过巴氏杀菌后再向牛奶中添加有益菌（发酵剂），经发酵后，再冷却灌装的一种牛奶制品。目前市场上酸奶制品多以凝固型、搅拌型和添加各种果汁果酱等辅料的果味型为多。酸奶不但保留了牛奶的所有优点，而且某些方面经加工过程还扬长避短，成为更加适合于人类的营养保健品，多数消费者都知道喝酸奶能补充蛋白质和钙质，还能补充肠道益生菌，那么它对预防大肠癌是否有作用呢？

酸奶中的益生菌，主要是乳酸菌，因能发酵糖类产生乳酸而得名。普通人肠道中有益菌和有害菌共存，并且此消彼长。如果有益菌比例减少，有害菌占据主导地位，就会出现炎症、便秘等问题。酸奶中的益生菌就是为了给肠道输送"新兵补给"，防止"敌人（有害菌）"反扑。

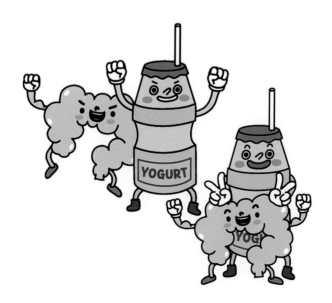

乳酸菌在肠道中能够有效抑制有害菌增长和产生有害物质，维持健康的肠道环境，改善便秘。肠道微生态系统的平衡是预防肠癌的关键因素之一，通过酸奶摄入乳酸菌，有助于维持肠道菌群平衡、改善肠道微环境。研究认为，乳酸菌可能是通过结合或降解潜在的致癌物质，产生抗癌物质，抑制肿瘤生长，提高机体免疫力等机制预防肠癌发生。近年来的研究还发现，某些乳酸菌对镉有良好的耐受和吸附能力，能降低小鼠肠道对镉的吸收率，促进镉通过粪便排出体外，从而降低肝脏和肾脏中的镉含量。通过降低机体对镉的吸收，可以减轻镉对健康的损害，间接发挥抗癌作用。

所以，平时经常喝点酸奶对肠道健康是大有裨益的。但值得注意的是，当下市场上一些生产者把"含乳饮料"打着"酸牛奶"的旗号销售，故意混淆这两种原本不同的产品概念。含乳饮料只含 1/3 鲜牛奶，配以水、甜味剂、果味剂。所以，其营养价值和酸奶不可同日而语，根本不能用来代替牛奶或酸奶。这一点大家在购买时要特别注意。

早期发现

什么是癌前病变, 早期大肠癌和癌前病变有区别吗, 早期发现有什么好处

癌前病变是指一些与一般病变相比, 容易或可能发生癌变的病变。癌前病变不是一个诊断名词, 而只是一个概念: 只要组织含有异型增生的病理改变, 就可认为是癌前病变, 但并不是所有的癌前病变都会演变成癌。我们提到这个概念, 是希望大家在生活中对癌有更充分的认识, 做好预防工作。从正常黏膜到肉眼可见的腺瘤性息肉形成需 5~20 年。从腺瘤到浸润性癌形成需 5~15 年。所以, 正常认识癌前病变有助于大肠癌的早期发现, 早发现、早诊断、早治疗可提高大肠癌患者 5 年、10 年的生存率。

早期大肠癌和癌前病变是有区别的。早期大肠癌是指原发灶肿瘤限于黏膜层或黏膜下层者, 无论有无淋巴结转移。早期大肠癌大体分类可分为 3 型: 息肉隆起型 (Ⅰ型)、扁平隆起型 (Ⅱ型)、扁平隆起伴溃疡型 (Ⅲ型)。大肠癌能早期发现应该是一件值得庆幸的事情, 只要早期接受正规治疗, 不会影响正常寿命。而且, 随着医疗水平的提高, 内镜技术的发展, 早期大肠癌可以采用内镜下微创治疗。因内镜下切除创面较小、费用较低、术后恢复快、并发症发生风险相对较低, 且术后生活质量较高, 因此, 目前作为首选治疗方法。

美国最新肠癌筛查的数据情况建议, 大肠癌筛查的年龄提前至 45 岁; 只要预期寿命 ≥10 年、在 75 岁之前都建议继续接受定期筛查; 对于 76~85 岁的成人筛查应基于患者的偏好、预期寿命、健康状况和既往筛查史进行个体化制订; 不推荐 85 岁以上的成人继续筛查。

早期大肠癌有报警信号吗

大肠癌包括结肠癌和直肠癌，是一种症状隐蔽的癌症。因此早期大肠癌患者可无症状，即使有临床症状，往往也因与其他良性肛肠疾病相似而被忽视。临床上常见有患者便血数月而以为是痔疮不去看医生。也有患者在当地医院按痔疮治疗数月没有好转，到上级医院检查已是大肠癌晚期。因此，了解早期大肠癌的报警信号就尤为重要了。

（1）粪便带血

粪便带血又不能用痔疮解释，肠癌早期病变仅限于黏膜，可无症状，或仅有排便习惯的改变。当肿瘤生长到一定程度时，即可出现便血，黏附于大便表面。

（2）黏液便和脓血便

癌肿破裂时，大便中常带有鲜红或暗红的血液和黏液，且粪血相混。

（3）排便习惯改变

大便次数由原来的每天一次变成两三次，每次大便完毕后有大便不尽的感觉。

（4）腹泻与便秘交替

如果有腹泻与便秘交替出现等症状，就可能是因肿瘤的生长影响了肠道的正常生理功能，就应该考虑癌变可能。

(5) 腹痛、腹胀

肠癌患者因肠道梗阻会出现腹胀、腹痛，其中腹痛发生率较腹胀的发生率高。疼痛部位多在中下腹部，程度轻重不一，多为隐痛或胀痛。

(6) 贫血、消瘦

随病程进展，患者可出现慢性消耗性症状，如消瘦、乏力、贫血及发热，甚至出现恶病质，并常伴随着疲劳和体重骤降，与便血、摄入不足以及消耗过多有关。

总之，患者若出现上述一项或多项症状，应及时到医院做进一步检查，以排除大肠癌的可能。

37

为了早期发现大肠癌和癌前病变，我们能做什么

大肠癌分期不同，其治疗效果差别很大。早期大肠癌患者手术后的 5 年生存率可高达 95% 以上，而晚期大肠癌的 5 年生存率仅为 20%~30%，所以大家常说"大肠癌早发现 3 个月，多活 30 年"。要提高大肠癌的治疗效果，关键在于早期发现和早期治疗。那么，在我们生活中如何才能早期发现大肠癌和癌前病变呢？

（1）粪便隐血试验

粪便隐血试验快速简单、价廉、无创、易操作，是目前大肠癌筛查中使用最广泛的一项试验，是在显微镜下查找粪便中的血，但是敏感性较低。大肠癌的出血可能是间歇性的，因此一次粪便隐血检查阴性并不能确认肠道里没有出血。研究表明，仅有 50% 的大肠癌和 30% 的大肠息肉粪便隐血试验阳性。因此，粪便隐血试验的准确性不是非常高，如果发现粪便隐血试验阳性者需要进一步行结肠镜检查以便排除大肠癌和癌前病变。

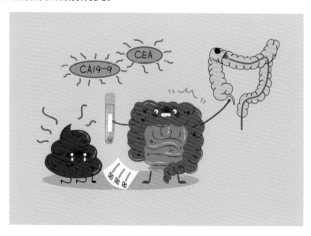

(2) 大肠镜检查

大肠镜检查是诊断大肠癌和癌前病变的最直接、最准确的方法，是大肠癌诊断的"金标准"。不仅可直接观察病变形态、位置，如有需要还可以取活检行病理检查明确病变的性质，还可以发现大肠癌的癌前病变——大肠息肉，并在大肠镜下切除息肉。美国癌症学会建议45岁以上人群要每5年做一次大肠镜检查。大肠癌的高危人群、出现大肠癌的报警信号者、大便隐血阳性及直肠指诊发现异常者，应尽早行大肠镜检查，以便早期发现大肠癌和癌前病变。

(3) 直肠指诊

直肠指诊是大肠癌最简单、最有效的筛查方法之一，约80%直肠癌通过直肠指诊发现。

(4) 其他筛查方法

如大肠钡餐造影检查、CT仿真结肠镜、肿瘤标记物（CEA、CA19－9）。

哪些人是大肠癌的高危人群

● 大肠癌高发区的中老年人群（年龄在 40 岁以上）：大肠癌的发生率与年龄密切相关，年龄越大，大肠癌的发病率越高。

● 有大肠癌癌前病变者：大肠癌的癌前病变包括结直肠息肉（腺瘤性息肉）、溃疡性结肠炎、克罗恩病、结肠血吸虫病、遗传性非息肉病性结肠癌（HNPCC）和家族性腺瘤性息肉病（FAP）。①腺瘤性息肉者：结肠镜检查如发现多发腺瘤或 1 个 > 1 cm 的腺瘤，应内镜下切除，并且每 1~3 年复查 1 次结肠镜。任何大小的息肉均可癌变，息肉越大癌变的危险性越高，多数大肠癌是由腺瘤癌变而来，整个癌变过程需 5~10 年。②遗传性非息肉病性结肠癌（HNPCC）家族成员：应从 20 岁开始随访，每 1~2 年行大肠镜检查 1 次，40 岁以后每年检查 1 次。③家族性腺瘤性息肉病（FAP）家族成员：应每年进行 1 次肠镜检查，一旦有多发息肉应预防性切除。

● 大肠癌手术治疗后患者：术后第 1 年进行 1 次大肠镜检查；如正常，3 年后再复查；再次复查仍正常者，可每 5 年进行 1 次肠镜检查。任何一次大肠镜检查发现大肠腺瘤，则应按腺瘤进行监视检查。

● 一级亲属患大肠癌史者：直系亲属中 60 岁前患过大肠腺瘤或 55 岁前患过大肠癌者，每 1~2 年需行大肠镜检查 1 次。

● 炎症性肠病（克罗恩病和溃疡性结肠炎）、有肠道症状者及盆腔接受过放射治疗的患者。

家里有人得了大肠癌，我会不会也得大肠癌

　　随着大肠癌发病率的逐步上升，我们发现大肠癌有家族聚集性。例如，在临床中有患者因大肠癌晚期去世，而患者的父母、姐姐及弟弟也都是因为肠癌去世。如果某一个家族中发现一个大肠癌患者，那么与他有血缘关系的亲属（父母、子女、兄弟姐妹）发生大肠癌的概率是普通人群的2~3倍。如果一个家族中有多名大肠癌患者，尤其是年轻的大肠癌患者，那么这个家族发生大肠癌的风险就更高。遗传性大肠癌的亲属发生大肠癌的概率就更高了。所以，大肠癌患者有血缘关系的亲属应当尽早行大肠镜检查，以便早发现、早治疗。大肠癌患者没有血缘关系的亲属（如丈夫、妻子）也应当尽早行大肠镜检查。高蛋白质、高脂肪、低纤维饮食是大肠癌的高危因素，而环境污染也是大肠癌的高危因素，因此大肠癌的发生与饮食习惯和生活环境密切相关。大肠癌患者的家属由于长期生活在一起，有相似的饮食习惯和生活环境，所以他们发生大肠癌的风险也很高。临床上没有血缘关系的夫妻双方先后同患大肠癌的情况时有发生，是因为长期相同的生活工作环境及生活饮食习惯所导致，这些相同的高危因素对他们共同作用以致同时或先后患有大肠癌。即使不是大肠癌患者的直系亲属，与大肠癌患者长期暴露于相同的高危因素中也是导致大肠癌的重要原因。因此，家里有人得了大肠癌，"我"也有得大肠癌的风险。

多大年龄适合筛查大肠癌

　　大肠癌是目前少数几个可以通过筛查来预防的肿瘤之一，通过筛查可以降低大肠癌的发病率和死亡率，那么多大年龄的人需要开始筛查呢？

　　有数据指出，90%以上的大肠癌发生在50岁以后。50岁之后25%的人会生结肠息肉，其中20%的息肉会发展为大肠癌。大肠癌筛查可避免高达60%以上死于肠癌的悲剧，39%的大肠癌有望通过肠癌筛查得到诊断。所以，50岁是很多指南公认的开始筛查年龄，一般建议筛查到75岁。

　　而随着年轻人群大肠癌发病率的增加，最近美国癌症协会（American Cancer Society，ACS）更新了大肠癌筛查指南，指南中建议处于一般风险水平的成年人需要从45岁开始接受筛查，而不再是原来的50岁。指南中指出：①大肠癌一般风险人群的开始规律筛查的年龄为45岁。②健康人群，预期生存期在10年以上的，需要定期做大肠癌筛查，直到75岁。③76～85岁的人群，是否做筛查，由个人意愿、预期生存时间、健康状态、既往筛查结果等决定。④85岁以上的不用再做筛查。同时应注意，对于有大肠癌高危因素的人来说，筛查年龄应该更早。常见的大肠癌的高危因素包括：①大肠癌家族史；②大肠癌病史或腺瘤性息肉病史；③炎症性肠病病史；④遗传性大肠癌综合征家族史，比如家族性腺瘤性息肉病（FAP），或者林奇综合征（遗传性非息肉性结肠癌）；⑤既往有腹部或者盆腔恶性肿瘤放射治疗史。对于这些大肠癌高危人群而言，需要在45岁以前就开始筛查，并且检查的间隔时间要缩短。

　　所以，如果您达到了指南中的筛查年龄，我们建议您参加大肠癌的相关筛查，如果您有前面提到的大肠癌相关的高危因素，那就更应该对筛查引起重视了。

大肠镜——大肠癌筛查最准确的方法

目前筛查大肠癌的方法有很多，包括大肠镜、粪便隐血试验、粪便DNA检测、CT虚拟大肠镜等。其中公认最准确的方法是大肠镜检查。

2017年美国癌症统计报告显示，相比20世纪90年代，男性直肠癌发病率下降了40%，女性直肠癌发病率更是下降了55%。而发生这一切的直接原因在于美国50岁以上人群大肠镜普查覆盖率从21%增长至65%。这些数据体现了大肠镜在预防大肠癌上的重要价值。

大肠镜检查是利用一条长约140 cm可弯曲，末端装有一个光源带微型电子摄影机的纤维软管，由肛门慢慢进入大肠，以检查大肠各部位的病变。它可完整、清晰地将整个肠道内部观察清楚，并对可疑部位可进行拍照、录像以及取组织做病理检查。还可以利用先进的内镜窄带成像术（NBI）联合放大内镜（ME）技术，即放大染色内镜，进行局部精查。对可疑病灶的上皮结构和黏膜表面的微血管形态进行细致的观察，做出内镜下的性质判断。

大肠镜检查是发现早期肠癌的最直接、最有效手段。我们都知道，癌症的预后和发现的早晚关系密切，如能在大肠癌的早期明确诊断，将大大提高治疗效果，减少治疗费用，缩短治疗时间，提高术后生活质量。同时，大肠镜检查相比于其他筛查方法的一个最大的优势，就是它不仅可以检出病变，还能进行早期治疗，对腺瘤性息肉等癌前病变进行切除。大肠癌主要来源于腺瘤癌变，在形态学上可经历增生、腺瘤及癌变等阶段。从时长上来说，从腺瘤的出现，到癌变的发生，可能要经历数年甚至更长的时间，如能在腺瘤未癌变，或者早期癌变的无症状阶段发现并经内镜切除，则可以以最低的创伤，相对低廉的治疗费用，阻断其向肠癌转变的机会。

所以，大肠镜目前还是其他筛查方法都无法取代的"金标准"，是筛查大肠癌最准确的方法。

42

大肠癌除了肠镜，还有哪些筛查方式吗

肠镜是目前最直观的、能准确反映肠道情况的检查手段，只是在实际临床工作中，受医疗资源、医疗条件、适应证等影响，很难用于筛查。其他可选方式主要有体格检查、大便隐血检查、肿瘤标志物、消化系统 X 线造影、CT 仿真结肠镜等，还有血常规、粪常规、肝肾功能、CT、磁共振、PET/CT 等辅助筛查手段。

检查者的示指从肛门伸入直肠，可检查直肠壁和相邻器官间隙有无肿块，手指退出肛门后需观察手套有无染血。腹部触诊主要对发现腹部包块有一定帮助。直肠指检是早期发现肛管、直肠癌简便、有效、重要的方式，不要因为怕麻烦、不好意思而放弃这项检查。

大便隐血检查也是重要早期筛查手段，无创无痛，取一点稀释的粪便就可以进行。隐血阳性属于肠癌高危因素，应及时行肠镜及其他必要检查明确诊断。肿瘤标志物是肿瘤组织分泌到血液中的一类分子，肠癌相关的主要有癌胚抗原 CEA 和糖抗原 CA19－9。肿瘤标志物异常升高不一定提示患肠癌，但也属于高危因素。

钡剂灌肠 X 线检查将硫酸钡从肛门注入肠道，使得肠管病变更容易在 X 线下观察到，但 1 cm 以下的小病变很难看出来，而且无法取组织活检，正在逐渐被内镜替代。另外，有胃肠道急性出血、梗阻的患者禁用硫酸钡灌肠。CT 仿真结肠镜技术能还原结肠的模拟图像，可用于怀疑大肠病变但不能耐受内镜检查的患者，但同样不能取活检。

此外，胸部、腹部、盆腔的 CT 和磁共振检查，肝胆胰脾彩超等对于发现病灶的转移有一定帮助。血常规、粪常规、肝肾功能等常规检查可以反映病人的一般情况，而腔内超声主要可用于判断直肠癌的分期， PET/CT 主要用于肿瘤的诊断、分期和治疗效果评估，一般不

用于筛查。

　　大肠癌早期筛查的手段有限，而从正常组织发展成腺瘤、从腺瘤发展成大腺瘤乃至发展成癌症所需的时间依次递减，及早发现和治疗对预后、对提高生活质量非常重要。建议高危人群至少 5 年行一次大肠镜等检查，结合大便隐血检查、肿瘤标志物等辅助手段，将大肠癌扼杀在萌芽阶段。

血液/粪便（基因、肠道菌群）检测能否起到筛查的作用

过去的研究表明，不管是在遗传性（家族性）大肠癌还是在散发性大肠癌中，遗传因素都起到了重要作用。那么基因检测是否能够起到筛查作用呢？

基因检测对大肠癌的预后评估和疗效评估有较为重要，根据《结直肠癌分子生物标志物检测专家共识》，对于怀疑有大肠癌的病人行大肠镜检查、取到活检标本之后，可以对标本进行 DNA 提纯检测，以判断预后和指导免疫治疗；对于怀疑有复发或转移的大肠癌病人，可以进行 RAS 和 BRAF 基因检测（包括相应基因当中的多个检测靶点），也可以判断预后和指导免疫治疗。

与大肠癌相关的抑癌基因主要有 CC、p53、DCC，原癌基因主要有 K‑ras，c‑myc，对于血液基因检测而言，主要可以通过外周血检测原癌基因和抑癌基因是否有突变来筛查大肠癌，但此项检查价格较为昂贵。另一方面，大肠癌的高危因素除了遗传之外，还有大肠腺瘤、炎症性肠病、年龄大于 50 岁、大便隐血阳性、一级亲属有大肠癌病史、本人有癌症史、长期吸烟或肥胖者、有盆腔放疗史者等。发生基因突变者不一定就会进展成癌症，血液基因检测可以作为辅助判断方法，但仍需结合其他临床情况进行诊断。

有研究报道大肠癌患者的肠道菌群部分有益菌定植减少、有害菌群相应增多，但现在肠道菌群与疾病关系的研究大多停留在二者的相关性，具体能否通过菌群基因变化来个性化的诊断筛查，还有待研究的进一步进展。

大便隐血检查可以发现大肠癌吗，
大便隐血阳性该怎么处理

　　大便隐血检查对大肠癌诊断有重要提示作用，但目前单独一个检查不能确诊大肠癌。大便隐血检查是取新鲜粪便，使用试剂盒检测其中是否含有血液的方法，目前联苯胺显色检测法（OB）较为常用，以往的愈创木酯检测法对粪便中是人血还是食物中的禽畜类血液分辨不够敏感，特异性较高的免疫检测法价格较贵，目前尚未全面普及。

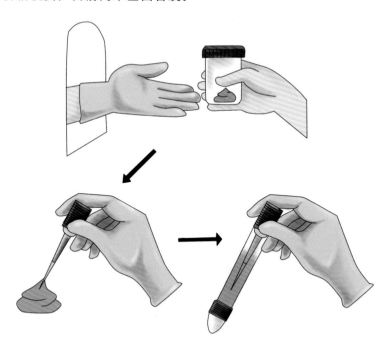

大便隐血检查阳性提示可能有消化道出血，应仔细回忆近期是否有口鼻、咽喉部位出血，是否吃了动物内脏、铁剂等，大便的颜色是黄色还是偏黑，有无血液混杂其中，排便时有无肛门疼痛、滴血，女性是否在生理期等，并如实告知医生。在排除上述及其他干扰的情况下，至少再行一次大便隐血检查，有条件者最好行大肠镜检查以直接观察肠道是否病变。同时，可行凝血功能检查排除能引起出血的全身性疾病，如白血病、过敏性紫癜等；检查血常规等评估出血量、判断是否贫血；行胃镜等检查判断有无上消化道病变或出血；检查肿瘤标志物辅助判断有无癌症可能。结合其他医生认为必要的辅助检查，诊断明确后遵医嘱规范治疗。如发生大量便血、便色鲜红、呕血、腹痛、头晕乏力等，应及时在家属陪同下就医。

如明确大便隐血阳性，即便检查暂时没有明确阳性发现，也应定期随访，至少每5年复查大便隐血、大肠镜、肿瘤标志物等，不能以为从此就可以高枕无忧了。

45

什么是胶囊大肠镜检查

胶囊大肠镜检查是胶囊内镜检查的一种。顾名思义，检查所用仪器长得像胶囊，检查部位是结肠、直肠等。

胶囊大肠镜外观类似胶囊，大小略大于普通药物胶囊，一端有摄像头，另外一端带有配套的记录仪。行此项检查时，病人吞服胶囊，随身携带配套记录仪，胶囊大肠镜借助消化道的蠕动在其中行进，同时拍摄图像记录消化道内壁的情况，通过记录仪接收信号，其后还原出图像以供医生诊断，胶囊最终会随消化道的蠕动排出体外。

相比传统的消化道内镜检查，胶囊大肠镜的优势在于操作简便、无创无痛苦、视野更广。对于其他常规检查没有阳性发现的、对传统消化道内镜的侵入性操作有抵触心理或年老体弱不能耐受传统消化道内镜的病人，胶囊大肠镜是一项行之有效可以观察肠道内情况的检查。缺点在于虽然能清晰记录肠道内壁的图像，但对病变定位较为困难，如果肠道准备不够充分，摄像头易被肠内黏液、粪便等糊脏，影响图像质量，且目前的胶囊不能取组织活检。此外，胶囊内镜检查的价格是传统消化道内镜检查的数倍。

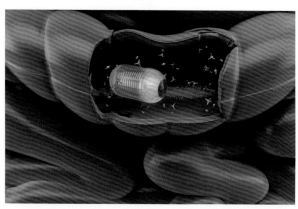

行此项检查前需要排除病人有胃肠道解剖异常的情况，如有胃肠道的狭窄、憩室等，则不宜使用，以免发生胶囊嵌顿于肠道、需手术取出的情况。有胃肠道急性出血、对高分子材料过敏、未成年人、年龄大于 70 岁的老人、体内有起搏器等其他仪器的病人也不宜使用。

46

常规体检可以早期发现大肠癌和癌前病变吗

许多单位会组织年度常规体检，进行 B 超、拍片、抽血、化验大便等一系列检查。那么常规体检是否可以发现早期大肠癌及癌前病变？

到目前为止，大肠镜下活检病理是诊断大肠癌及癌前病变的金标准，常规体检项目难以发现并确诊早期大肠癌。常规影像学检查（B 超、X 线摄片、CT 等）对大肠病变的检出能力较低。常规化验项目（如粪便隐血试验、肿瘤标志物等）只能对大肠癌起到提示作用，而不能做出确切诊断。相反，粪便隐血试验阴性、肿瘤标志物水平正常也不能完全排除患大肠癌的可能。

很多患者有疑惑，现代影像诊断技术这么发达，那么影像学检查为什么难以发现早期大肠癌？人体腹部的脏器可以分成两大类，实质性脏器（肝、脾、肾、胰腺等）和空腔脏器（胃肠道）。各种影像学检查手段对于实质性脏器的病变有良好的检出率，但却大多难以用于空腔脏器检查。特别是早期的消化道肿瘤，病变多局限于最内的黏膜层和黏膜下层，必须要借助内镜技术，在消化道的空腔内部观察才能发现病变。胃肠道内部含有大量气体，超声波在气体中传播能力差，所以胃肠道不能像肝、脾、肾一样进行常规的 B 超检查。X 线平片对大肠肿瘤几乎无诊断价值，X 线结肠造影对早期大肠癌有一定漏诊率，目前临床已较少应用。常规 CT 检查对早期大肠癌诊断能力较低，CT 检查发现结肠肠壁增厚或占位时往往已处于中晚期，且仍需肠镜检查进一步确诊。

常规影像学检查对于诊断结直肠早癌不靠谱，那么化验大便和验血有用吗？

常规体检中的"化验大便"大多指粪常规检查和粪便隐血试验。

粪便隐血试验是筛查大肠肿瘤的重要方法，但仍然具有一定局限性。隐血是指血量较少、肉眼和显微镜均不能证明的消化道出血。健康人隐血试验为阴性。引起消化道出血的疾病，如胃溃疡、钩虫病、溃疡性结肠炎、消化道恶性肿瘤等均可引起粪便隐血试验阳性，故粪便隐血阳性不一定代表罹患胃肠肿瘤。此外，部分大肠癌患者粪便隐血试验可呈阴性，因此我国指南推荐：采用连续3次免疫法粪便隐血检测筛查早期大肠癌及癌前病变，以降低漏诊率。对于"大肠癌筛查风险评分"确定的高危人群即使粪便隐血试验阴性也推荐进行肠镜检查。

常规体检验血一般会化验常见的肿瘤标志物，其中癌胚抗原（CEA）、糖链抗原 19－9（CA19－9）对大肠癌具有一定提示作用，但对于早癌的诊断能力有限。CEA 是一种广谱的肿瘤标志物，其水平增高可见于大肠癌、乳腺癌、胃癌、肺癌、胰腺癌等。在大肠癌

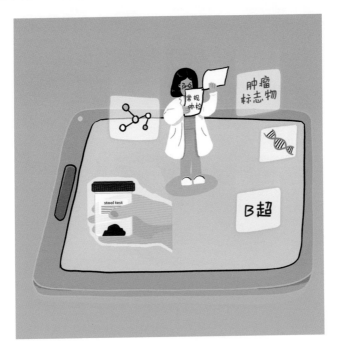

中， CEA 阳性率与肿瘤分期有关： 早期大肠癌中 CEA 阳性率 <
20% ； 中期大肠癌中 CEA 阳性率 40% ~80% ； 晚期大肠癌中 CEA 阳性
率 80% ~85% 。因此 CEA 对早期大肠癌的筛查作用有限，其主要意义
在于大肠癌术后复发监测。 CA19 - 9 是诊断胰腺癌的重要辅助指
标，其水平升高也可见于胆囊癌、壶腹癌、胃肠癌。大肠癌中 CA19 -
9 阳性率仅约为 59% 。

肠道准备及肠镜检查

47

出现哪些情况要做大肠镜检查?

大肠镜下活检病理检查是目前诊断大肠癌及癌前病变的金标准,大肠镜也是诊断其他大肠良性疾病的可靠方法。所以,当身体出现大肠疾病的相关临床表现,尤其是怀疑大肠肿瘤时应该进行大肠镜检查。有些人没有症状,但属于大肠疾病的高危人群,也推荐进行大肠镜的筛查。具体而言,符合如下情况者,推荐进行大肠镜检查。

- 大便带血、黑便症状者,或粪便隐血试验呈持续阳性者。
- 大便次数多、大便不成形或腹泻者。
- 长期或近期出现排便困难者,或原有的排便规律改变者。

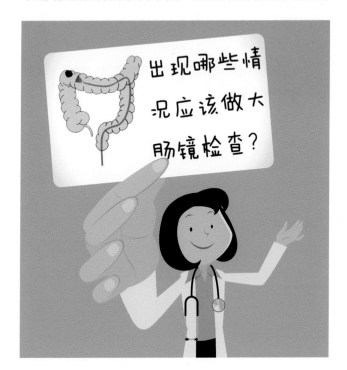

- 近期出现大便变细、变形者。

- 长期腹痛、腹胀者。

- 不明原因消瘦、贫血者。

- 不明原因腹部包块，需明确诊断者。

- 不明原因肿瘤标志物 CEA、 CA19‒9 升高者。

- 腹部影像学检查（CT、磁共振等）发现肠壁增厚或占位性病变，需要排除结直肠癌者。

- 大肠癌术后需定期复查肠镜。大肠癌术后患者一般每 6~12 个月需复查一次肠镜。术前因结肠梗阻未能行全结肠检查者，应术后 3 个月复查肠镜，明确其他部位有无息肉或结肠癌。

- 结肠息肉术后需定期复查肠镜。大肠息肉术后可能复发，应定期复查。如息肉为绒毛状腺瘤、锯齿状腺瘤或高级别上皮内瘤变，建议每 3~6 个月复查一次肠镜。其他息肉 6~12 个月复查肠镜即可。如果复查肠镜正常，此后可每 3 年复查 1 次。

- 大肠癌、大肠息肉患者的直系亲属（父母、子女、兄弟姐妹）建议定期进行肠镜检查。

- 其他大肠癌高危人群（根据中老年、男性、吸烟、糖尿病、肥胖等确定）建议肠镜筛查。

48

肠镜检查需要注意什么，既往服用药是否要调整

(1) 心理准备

肠镜检查会带来一定痛苦和不适感，患者易产生恐惧或抵触心理。但其实大部分肠镜检查过程是很顺利的，一般 10~20 分钟即可完成，只是在肠镜通过结肠的几个弯曲时有一些胀痛。所以在接受肠镜检查前和检查时要放松心情、消除疑虑，这有助于快速顺利完成检查。

(2) 饮食准备

检查前 1 天开始低纤维饮食，不要吃蔬菜、水果、坚果、粗粮等，宜进食稀饭、烂面条、蒸蛋等低渣、低纤维饮食。检查当日不能进食。

(3) 肠道准备

肠道准备指通过饮食调整和药物，使肠道内粪便排空，使结肠腔内达到一种清洁的状态，以便肠镜检查时更好地发现病变。肠道准备的好坏直接关系到肠镜检查的质量，因此肠道准备是不可忽视的重要环节。肠镜检查前推荐服用 2~3 L 聚乙二醇电解质等渗溶液作为泻药帮助排空、清洁肠道，以完成肠道准备。理想的清洁肠道时间不应超过 24 小时，内镜诊疗最好于口服泻剂结束后 4 小时内进行（麻醉结肠镜检查建议在 6 小时后进行）。对于肠道准备不满意者，可采取清洁灌肠、内镜下泵灌洗或第 2 天再次加强肠道准备等方法。

无痛肠镜检查患者因为需要做静脉麻醉，所以需先行胸片、心电图检查，排除严重心、肺病变。行肠镜下息肉摘除术等有创操作前需要化验血常规、凝血功能等。有冠状动脉支架植入史、心脏起搏器植

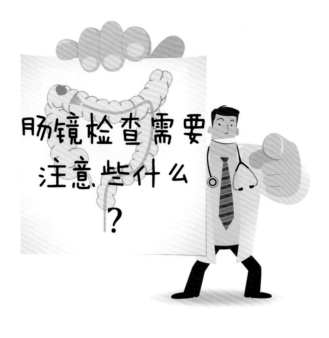

肠镜检查需要注意些什么？

入史者需提前告知医生。若患者行肠镜下息肉摘除术等有创操作，需停用抗血小板药物（阿司匹林、氯吡格雷等）1周以上，否则容易导致术后出血。患有高血压病的患者仍需继续服用降压药。如果有其他正在服用的药物，则均应提前告知医生。

　　肠镜检查中患者通常取左侧卧位，双膝屈曲，全身自然放松，正常呼吸。检查过程中医生会根据情况告知患者变化体位。检查中需要向肠腔注入少量气体以扩张或暴露肠腔，患者可能会感到腹胀或便意，此时应放松，不刻意屏住肛门，使其自由排气。患者大肠过长、迂曲者，或有腹部手术史者，肠镜在通过时可能有明显胀痛，某些情况下医生会按压腹部以帮助进镜。此时应深呼吸，不宜过度紧张，更不要过度对抗按压，否则易诱发肠痉挛，增加进镜难度，延长操作时间。若腹痛难忍，可告知医生，医生吸出适量气体，患者休息片刻再行检查。

哪些情况不适合或不需要肠镜检查

肠镜检查是诊断大肠疾病尤其是大肠早癌的重要方法，可以适用于大部分人。但有一小部分患者因为各种原因，不适宜进行肠镜检查。存在下列情况者暂时不适合接受肠镜检查。

❯ 肛门、直肠严重化脓性病变，如肛周脓肿或存在肛裂等疼痛性病灶者不适宜接受肠镜检查。这种情况下行肠镜检查可能会引起肛周感染扩散到盆腔或全身，或引起无法忍受的剧烈疼痛。

❯ 各种急性活动期肠炎患者，如细菌性痢疾活动期、溃疡性结肠炎急性期不宜实施检查。因为在急性炎症的情况下，肠道会发生水肿、充血，肠壁组织变薄、顺应性下降，肠镜检查更容易发生肠穿孔等并发症。

❯ 妊娠期妇女行肠镜检查需要谨慎，妇女月经期一般不宜做检查以免导致泌尿或生殖系统感染。

❯ 腹膜炎、肠道穿孔等急腹症患者不适宜检查，否则可能会加重病情。

❯ 腹腔内广泛粘连（一般发生于腹部外科手术后），以及各种原因导致的肠腔狭窄导致肠镜进镜困难时不能强行继续检查，否则可能导致出血、肠道穿孔、系膜断裂等严重并发症。

❯ 身体特别虚弱、高龄人群以及有严重高血压、贫血、冠心病、心肺功能不全、心脑血管疾病者，可能会对肠镜检查不耐受，故不宜实施检查。

❯ 儿童及精神疾病者一般不宜实施检查。如检查必不可少，可考虑在麻醉下实施。

做肠镜疼痛吗，做肠镜是否需要麻醉

由于肠镜检查需要向肠腔内注入少量气体以扩张或暴露肠腔，部分患者有一定的腹部胀迫感及解大便的感觉；有的患者肠道的弯曲角度太大，或曾经做过腹部盆腔手术，肠镜在通过时就会感到有一些胀痛感。这时候最好做深呼吸，不要过度紧张，只要稍微坚持 1~2 分钟，等肠镜通过这几个解剖弯曲后，胀痛就消失了。因此，在肠镜检查时，放松心情，克服过度紧张和焦虑情绪就能够快速顺利地完成结肠镜检查。

虽然胀痛是肠镜检查很正常的现象，但会给患者心理带来了一定恐惧，所以有相当一部分患者不愿意接受肠镜检查，从而延误诊断，错过了疾病最佳的治疗时机。若患者觉得无法忍受普通肠镜检查的痛苦，特别是那些对疼痛敏感，有过腹部盆腔手术或结肠插镜失败史，或体型过胖或过瘦的年轻女性患者，可以考虑行无痛肠镜检查。无痛肠镜和普通肠镜的检查方法和效果是一样的，只是前者在检查时需要

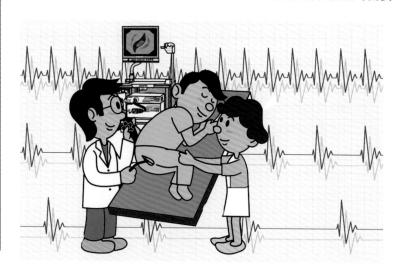

给患者使用静脉麻醉药物丙泊酚，其起效时间仅需 30~60 秒，让患者在睡眠状态下接受肠镜检查，整个检查过程中感觉不到痛苦。检查结束后停用麻醉药物，5 分钟内麻醉作用即可消失，恢复清醒，偶尔会因检查往肠腔内注气而产生腹胀。

但无痛肠镜有一些缺点： 因为患者处于麻醉状态，无法进行体位改变，不能更好地配合医师的操作，而且在某些角度较大、操作难度较高的肠管或息肉摘除过程中，患者无法告知疼痛情况，穿孔危险性增加，所以无痛肠镜对操作者的水平有一个较高的要求。另一方面，由于需要使用静脉麻醉药物，还需要一名麻醉医师全程监护和用药，因此检查费用相对高一些（比普通肠镜检查高 300~800 元）。

并非所有人都适合无痛肠镜检查： 由于丙泊酚是一种中枢抑制剂，且在肝内代谢，因此具有严重呼吸系统疾病、心脑血管疾病、肝功能衰竭及麻药相关过敏史的患者不宜行无痛肠镜检查。检查前需要先行心电图检查及麻醉评估。检查结束后 24 小时内不得驾驶机动车辆、进行机械操作和从事高空作业，以免发生意外，并且需要有家人陪同检查和接送回家。

51

为什么做肠镜要服泻药

　　肠道清洁是成功进行肠镜检查的基本要求。如果肠道准备不理想，在肠腔内残留的一些粪水和粪块不仅会影响观察，还会给肠镜的插入造成困难，甚至增加出血、穿孔等并发症出现的风险。不合格的肠道准备会增加结肠镜检查的难度，延长操作时间，甚至会增加肠镜检查的失败率。肠道准备差患者的肠镜检查近一半的病变会被遗漏，其中包括约 1/3 的具有高癌变风险的腺瘤。所以，肠道清洁准备是肠镜检查不可忽视的重要环节。

　　那么怎样喝泻药效果最好呢？肠道准备一般在检查前 4 小时开始服用泻药，约 3 小时排空，若服用的剂量较大，则可在检查前一天和当天分次服用泻药；若下午检查者，患者早餐可进食流质，上午 8—9 点钟开始腹泻药，禁食午餐，中途可食用糖、巧克力或糖水补充能量。按照说明配制泻药，一般为相应量的药物加 2~3 L 水；未经医生同意一般不要在配好的药物中加任何调料。每隔 15 分钟喝 250 ml，尽

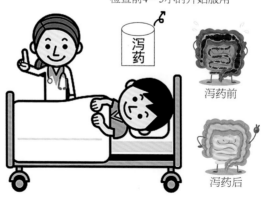

检查前4～5小时开始服用

泻药

泻药前

泻药后

量在 2 小时内喝完。有些患者觉得泻药有味道难以喝下去，甚至感到恶心、腹痛等一过性消化道反应，建议放慢服用速度或暂停服用；如果有严重腹胀不适，可加大服用泻药的间隔时间并来回多走动，待症状消除或减轻后再继续服用直至排出清水样便。

若服用泻药 3 小时后排便不多，排出物仍含有较多的粪渣，则需继续饮水 1 000~2 000 ml，或者加服泻药 1~2 盒。如果检查前仍没有排干净，应告知医生，及时采取清洁灌肠来补救。

如何判断自己的肠道准备是否合格

　　既然肠道准备如此重要，应该如何判断肠道准备是否合格呢？简单来说，患者可通过观察马桶中最后一次大便的性状进行判断。理想的肠道准备是所排出的大便完全为清澈的液体，也就是无色或淡黄色的透明水样便，没有固体掺杂在里面。大便性状如像下图的前两幅一样，肠道准备还不够到位，需要继续喝水或服泻药；必要时需要灌肠或重新准备肠道以保证检查效果。

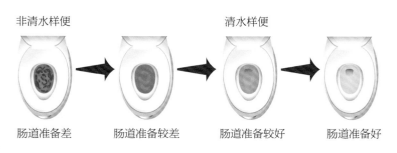

非清水样便　　　　　　　　　　　　清水样便

肠道准备差　　　肠道准备较差　　　肠道准备较好　　　肠道准备好

　　为保证肠道准备质量，患者在检查前 1~3 天就要开始做"清肠"准备：在检查前 2 日不要吃蔬菜和水果，因为蔬菜和水果富含纤维素，不易消化，会产生较多的粪便，肠道检查前不容易排干净。在肠道准备当日吃一些易消化的无渣或低渣食物，如稀粥、烂面条、蛋羹、面包等。检查当日喝泻药后不要吃任何东西，如果有头晕等低血糖症状可饮用糖水充饥，但不要饮用牛奶等乳制品。对于有服用高血压、心脏病药物的患者需要在检查当日继续服药。糖尿病患者当日需停止使用降糖药物。

特殊人群（便秘，老年人）怎样做肠镜前检查

(1) 便秘患者

便秘患者肠道蠕动慢，加之部分患者长期服用各种导泻剂，对肠道准备的泻药反应差。如果按照常规的肠道准备方法，肠道准备常不佳，喝完泻药后，肠腔内仍有大量的粪渣残留，导致检查效果不佳甚至无法完成肠镜检查。为保证肠道准备质量，便秘患者可以尝试以下几种肠道准备方法。

⊙ 在肠镜检查前一晚先服用一次泻药，然后在肠镜检查前 4 小时按照上述方法再次服用一次泻药。

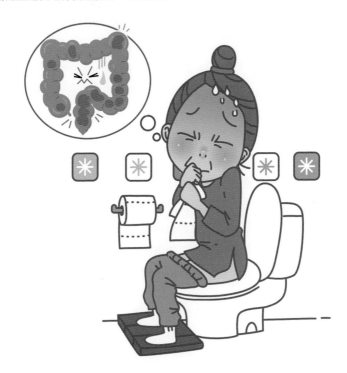

◎ 在服用泻药的同时口服西沙必利。便秘患者由于肠道蠕动较弱，肠内容物排泄迟缓，所以给予西沙必利类促胃肠道动力药物，通过促进肠道肌间神经丛及壁内神经丛节后纤维活动，增强肠道蠕动，促进肠道排空。

◎ 在检查前 2 天在行无渣饮食的同时服用乳果糖口服液，然后按照上述服用泻药的方法服用泻药。乳果糖口服液具有双糖的渗透活性，可使水、电解质保留在肠腔内而产生高渗效果，有导泻功效。联合用药可使肠道准备更加充分，更利于肠镜观察黏膜的情况。

严重便秘的患者可在检查前 3 小时给予缓泻剂或促动力药以排出结肠内潴留的粪便。

⑵ 老年患者

许多老年患者往往伴有其他疾病，在进行肠镜检查准备时需加强观察，以免发生意外情况。

确定肠镜检查日期后，老年人首先应在医生的指导下于检查前 7~10 天停用阿司匹林、华法林等双抗类药物。检查前 2~3 天开始少渣半流质或流质饮食，遵照医生的时间要求口服肠道准备所需药物，直到排出清水时，方可进行肠镜检查。也有小部分老人由于长期便秘，喝完泻药后仍然泻不干净，此时应向医生咨询，或按上述方法清洁肠道后，方可进行检查。如有泻后出现头晕等不适症状，需及时卧床，防跌倒，症状严重时及时报告医务人员。检查当天由于晨起禁食，伴有糖尿病的老年人应当停服降糖药，必要时可服一些糖水，以免出现低血糖症状，但高血压患者检查当天要正常服用降压药物，饮水量不宜过多。接受麻醉肠镜检查者需要在肠镜开始前 4 小时服药，因此老年患者，尤其是伴有上述疾病的患者应在家人陪同下检查。

54

患者如何配合做肠镜检查

　　不少人对做肠镜检查感到惧怕，但其实多数与患者在肠镜检查时的紧张焦虑和尴尬有关，清醒肠镜检查虽然有一定程度的腹胀、腹痛，但绝大多数患者是能够耐受肠镜检查的。因此，患者最需要做的便是克服紧张焦虑情绪，了解肠镜检查的基本流程，配合好肠镜医生的操作，这样才能最大程度地降低检查过程中的不适感，提高肠镜的检查质量。

　　当患者做好合格的肠道准备后，应该根据预约的检查时间，及时到内镜中心排队等候，以免错过最佳的检查时间。

　　患者在进入肠镜检查室后，首先需要按照护士或医生的指导，以左侧卧位或者平卧位躺在检查床上，双腿向腹部弯曲，努力弯曲成一个小虾米的形状，并根据提示调整在检查床上的位置，褪去裤子，随后护士会取一块整洁的治疗巾盖在患者的隐私部位。

　　如果患者接受的是麻醉肠镜检查，则整个检查过程将会在无意识的状态下进行，直至肠镜检查完成。而患者的清醒肠镜检查开始后，首先是进镜阶段，医生将会努力将肠镜插入至大肠的起始部位——盲肠，以保证对整个大肠的完整检查。为了实现这个目标，医生会向肠道内注入少量的气体，以显露进镜的方向，这也是导致肠镜疼痛和腹胀的主要原因之一。在进镜困难时，护士也有可能要求患者从左侧卧位变成平躺体位，甚至是右侧卧位，并用手轻压患者的腹部，以帮助医生顺利进镜。这个过程可能会伴随有一定程度的腹痛，但需要注意的是，患者需要尽力配合护士的按压动作，避免憋气鼓肚子的反抗行为，这样才能起到协助进镜的效果。当然，如果患者出现了剧烈甚至难以忍受的疼痛，一定要及时告诉医生，医生可通过更换进镜方式和速度的方法，来减轻患者疼痛感和降低出现不良事件的风险。需要注

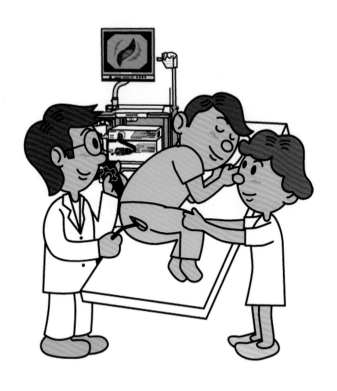

意的是，在肠镜检查过程中患者需要避免出现大喘气式呼吸，应该保持均匀的呼吸速度，以免因过度换气导致在肠镜检查后出现手脚麻木等症状。如果在肠镜检查过程中，患者如果有排气或排便的感觉，都可任之排出，以免造成紧张和不适。

　　进镜到达盲肠或回肠末端后，医生随后将进行退镜，退镜过程相对于进镜过程，患者的疼痛感将明显改善，患者一般不会有明显的不适感，医生也会在这段时间内认真地检查患者的肠道，尽可能地发现其中隐藏的病变。退镜结束时，镜身退出身体后部分患者仍会感到腹胀甚至轻微疼痛，这些不适一般会在肠镜结束 3~4 小时内消失。如果肠镜结束后一天仍有比较剧烈的疼痛感，患者则需要引起注意，及时就诊并咨询医生。

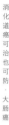

55

为什么需要进行大肠镜活检

　　活检就是内镜医生大肠镜检查时，当发现检查部位有可疑病变时，为了明确疾病的性质，而使用活检钳对怀疑有病变的黏膜区域，取部分组织，送到病理科做进一步检查，最终得出一个明确的诊断。

　　单纯的大肠镜检查虽然能够发现病变在外观和形态学上的异常，但毕竟也只能看到病变的表面，不能对病变的内在和实质做出确定的判断。而大肠镜配合病变活检，不仅能够较早期地发现病灶，而且能够对病变做出精确的诊断，在多种病变中进行区别，并正确地评估疾病的严重程度，追踪观察肠道病变的全过程，如各类炎症疾病、息肉、腺瘤、原发和转移性癌等。通俗地说，如果发现肠道内长了东西，可能是良性的，如息肉，当然也可能是肠癌。而这时肠镜观察本身只能发现异常，并对良恶性做出预估，但确定结论需要活检获取组织，通过病理检查后才能明确性质，以指导治疗方案。通过肠镜活检

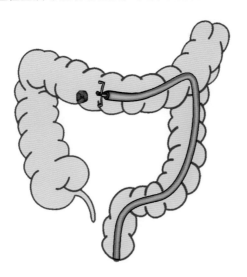

还可以提高结肠疾病的早期检出率，有利于发现早期结肠肿瘤，一定程度上有利于对疾病进行早期诊断以及早期治疗。但不是所有行大肠镜检查的人都必须做活检，镜下观察如果肠黏膜光滑正常，则不用活检。

大肠镜活检疼吗，会出血吗

大肠镜"活检"可帮助病人更加准确地确定病变的类型，为治疗和预后提供更加准确的依据，是临床必不可少的诊断手段之一。

然而不少患者往往在医生进行大肠镜活检的时候非常焦虑，认为只要做活检，就证明自己已经患了癌症。其实不然，很多良性的疾病，医生也需要通过活检进行诊断。通过活检，医生可以对黏膜病变的性质进行定性，有利于了解病变的严重程度，制订正确的治疗方案。

虽然活检时医生需要从肠道内钳取小块组织，同时也可观察到活检部位有少许血液渗出，但被检者是丝毫感受不到活检相关疼痛的（除非出现了肠穿孔），而且活检一般不会增加患者出血、穿孔等不良事件的发生率，是非常安全的临床操作之一。活检时的少量出血绝大多数不需要额外止血处理便可自然停止，但需要说明的是，肠镜检查期间服用阿司匹林、氯吡格雷和华法林等双抗药物的患者需要在肠镜检查前告知医生，因为对这部分患者进行息肉活检将增加患者出血的风险，需要在医生的指导下停服相关药物后才能进行活检。因此，尽管活检的安全性非常高，患者在活检后仍然可通过观察粪便的性状来进一步确认出血是否停止（无鲜血附着或黑便）。

大肠镜不成功如何进行补救

大肠镜检查虽然是肠道疾病筛查与诊断最重要和准确的检查手段，但是大肠镜作为一种侵入性的检查手段，并不是所有人都能完成标准的大肠镜检查。接受大肠镜检查的患者大约有 5%~15% 不能完成全大肠检查，高龄、女性、腹部或盆腔手术史者、内镜医师经验不足、肠道准备太差、患者难以耐受疼痛都是肠镜不成功的危险因素。

当患者第一次的肠镜检查失败时，首先应当考虑的是再次大肠镜检查。当然，患者需要将不成功的肠镜检查经历告诉医生，以便医生做好更全面的准备。针对具体的原因，完全的肠道检查可以通过选择经验丰富的内镜医师、改善肠道准备质量，选择麻醉肠镜或更换内镜类型，包括辅以透明帽、儿童大肠镜、气囊内镜、加长内镜和内镜导航装置等来实现。这些辅助措施能够帮助绝大多数病人完成肠镜检查，避免盲区病变的遗漏。

经过上述努力，极少数的患者仍然不能完成全肠道的检查，还可以通过选择胶囊大肠镜和 CT 结肠成像进行补救。二代胶囊大肠镜检出 1 cm 以上腺瘤的敏感性和特异性均超过 90%，可作为大肠镜检查失败或有大肠镜检查禁忌证患者的有效选择。

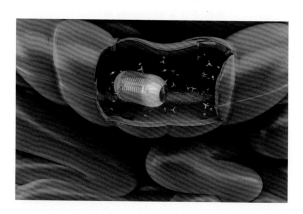

肠镜检查安全吗

电子肠镜检查总体来说是非常安全的，是进行结肠病变诊断和筛查最常用的技术手段。我国每年会进行数百万的肠镜检查与治疗，而其中筛查性结肠镜检查发生穿孔的风险仅为0.1%。美国是世界上进行肠镜检查最多的国家，每年有超过一千万例的肠镜诊疗，其术后出现穿孔和出血的风险也不超过千分之一，数百万人受益于以结肠镜为主的肠癌筛查而免于大肠癌的威胁。因此，考虑到肠镜对大肠病变突出的诊断和治疗效果，在正确选择检查指征的情况下，肠镜检查完全是有利于患者健康的。

此外，为进一步保证我们在肠镜检查期间的安全性，我们仍需注意以下几点，以减少肠镜疼痛和意外发生的可能。①检查前3天，开始进食半流质或低渣饮食，如鱼、蛋、牛奶、豆制品、粥、面条、面包、马铃薯等。②检查前一天晚上按医嘱服用泻药，服药后多喝水和走动，如果有其他疾病的药物需要服用，需提前咨询医生，不可随意服药或停药。③必要时，检查前2小时清洁灌肠；检查前半小时，安静休息。④检查时，病人先取左侧卧位，腹部放松，并屈膝；检查中按医生的要求更换体位。⑤检查中如有剧烈或难以忍受的疼痛，立即向医生诉说，便于医生安全检查。⑥检查后休息1~2天，如有剧烈腹痛、腹胀、便血等情况发生，应立即去医院就诊。⑦如进行活组织检查，术后3天内勿做剧烈活动。⑧有严重心脏病、心肺功能不全、严重高血压、急性腹泻、严重溃疡性结肠炎、克罗恩病、腹膜炎、妊娠、精神病，腹部曾多次手术且有明显粘连者禁止做肠镜检查。

肠镜后腹胀腹痛怎么办

　　做肠镜的过程中，操作医生手中的镜子难免与肠壁有接触，对肠壁会产生刺激，引起检查后腹胀、腹痛。此外，肠镜操作时需要给肠道内注气以方便医生更好地进行观察，肠镜结束时肠管内残留气体过多，也会引起腹胀、腹痛。当然，检查过程中的活检、个人对疼痛的敏感程度、肠道走向、是否有腹部手术史、肠道病变及医生操作技巧也与腹胀、腹痛息息相关。一般腹胀、腹痛在做完肠镜后数小时内可自行缓解或消失。做完肠镜后可有以下几种方法帮助患者尽快消除腹胀、腹痛：①肠镜检查完可多去卫生间排气，这样气体易排出来。②休息时可用半坐卧位，避免腹压增高的活动，如用力咳嗽、排气、排便。③检查后可多走动，促进肠蠕动，加快排气、排便，具体行走的速度和时间可根据自身的耐受性程度调整。可用手掌或大小鱼际紧贴体表进行腹部按摩，手法应柔和，轻重均匀，自右下腹部开始，两手一前一后顺时针方向作单向旋转按摩 10 分钟，促使气体移向肛门部，利于气体排出。④检查后宜进食少渣食物，避免牛奶、乳制品、

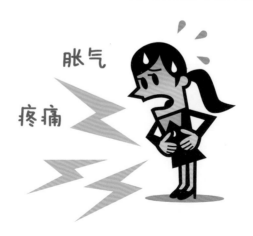

豆类等产气食物，以免加重腹胀、腹痛。⑤避免精神紧张，保持心情舒畅，调整身心状态，减轻心理压力，可提高自身痛阈。⑥肠镜检查后，腹痛腹胀无法缓解或进一步加重，或突然出现剧烈腹痛、腹胀或症状进一步加重，应警惕肠道穿孔，要马上就医。

肠镜结束后多久可以吃东西

一般情况下，普通肠镜检查（未活检）后如果没有腹痛、腹胀等不适，检查结束后1小时就可以吃东西；如果肠镜检查时医生发现了病变，取肠黏膜做病理活检，需要6小时以上才能进食；如果是进行肠镜下手术，需要根据手术创面的大小，由医生评估后再确定具体进食时间。当然，肠镜后在选择食物方面也有讲究，刚开始的时候可以先吃点粥类、小点心和巧克力等容易消化的食物，如果没有什么不舒服，就可以逐渐增加食物种类和数量。肠镜后的饮食应避免生、硬和有刺激性的食物，禁止吸烟、饮酒、喝浓茶和浓咖啡，以免对创面产生刺激引起出血。吃东西后还需要留心大便颜色变化，如果发现大便带血，需要及时就医。

肠镜检查后还需要进一步检查吗

如果患者接受肠镜检查的原因仅仅是进行身体的体检或者筛查，高质量的肠镜检查后也没有发现肠道病变，那么肠道本身的疾病筛查已经完成，没有必要针对肠道再进行其他检查。但是如果出现肠道准备质量不佳或肠镜检查不完全的情况，则需要针对肠道进行额外的检查措施，具体可参见本书的第 57 问。如果患者是因为腹痛、腹胀或大便异常等症状或体征进行的肠镜检查，但肠镜下没有发现异常，这时患者不可随意地决断自己是否需要进一步的检查，而应该带好肠镜检查的结果及时咨询医生，根据医生的诊疗意见，决定是否需要行进一步的 CT、B 超和肿瘤标志物等项目的检查，以便排除肝脏、胆道系统和胰腺等肠镜观察不到的脏器病变。

当然，不管是因为何种原因进行肠镜检查，如果患者肠镜检查发现了可疑病变，或者进行了活检，则更需要等取到活检的病理报告后，及时请专科医生进行病情分析指导，再决定是否需要进一步检查。

下一次大肠镜检查应该在什么时候

大肠镜检查毕竟算不上美好的经历，每次检查都要花费大约一整天的时间，很多人还是想能少做一次就少做一次，那么我们究竟多久做一次大肠镜呢？

首次大肠镜检查如果没有发现异常，而且属于无风险人群，大肠镜随访最长时间间隔可为 10 年；如有心理压力或者属于高风险人群的话，也可以每 3~5 年做一次检查。毕竟大肠镜是一种侵入性检查，所以没有问题的话，也没有必要频繁地检查。

如果初次肠镜发现异常如息肉或其他病变，在对息肉或其他病变进行处理后，医生会根据患者大肠镜检查的病理结果、息肉切除完整性、肠道准备、健康状况、息肉家族史和既往病史等因素综合考虑，决定复查时间。

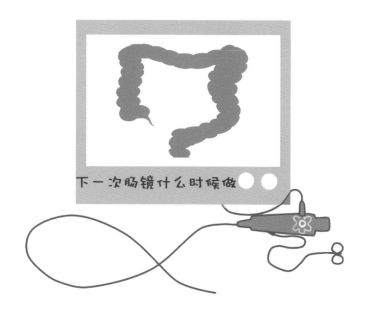

根据术后病理学特点，可以对息肉进行风险分组，低风险组包括1~2个息肉、管状腺瘤< 1 cm、增生性息肉；中风险组包括3~10个息肉、管状腺瘤> 1 cm、绒毛腺瘤、管状绒毛腺瘤、重度异型增生、传统锯齿腺瘤、广基锯齿息肉、广基锯齿腺瘤；高风险组包括10个以上息肉、侧向生长分片切除息肉。对于低中风险组息肉切除术后复查时间，建议在1~3年内进行；而对有下列情况时建议在3~6个月内复查一次肠镜：①肠道准备欠佳，未能达到高质量肠道准备；②肠镜检查未能到达回盲部，未能完成检查；③结肠癌术前因肠管狭窄未能全结肠检查；④一次切除息肉总数超过10枚；⑤> 1 cm广基息肉采用分片切除术；⑥> 1 cm绒毛息肉伴重度异型增生；⑦息肉已局部癌变未达黏膜下层或超过黏膜层但不愿追加手术切除者。此外，随着年龄增大息肉生长减慢，专家认为超过80岁可不再复查大肠镜。

初次检查后，如出现大便长期带血、大便突然变得不规律且不能恢复超过2周、腹泻、腹痛等临床难以解释的症状，应及时就医，尽早做大肠镜复查。

63

大肠镜能发现什么

　　大肠镜是目前诊断大肠病变最有效、最可靠的检查方法，为什么这么说呢？首先我们了解一下大肠镜的工作原理： 大肠镜是一根细细的、柔软灵活的软管，医生操作大肠镜进入整个大肠，它的前端安装有一个高清电子摄像头，其获取的图像将回传至电脑，并显示于显示屏，肠镜医生可通过显示屏清楚地观察到大肠黏膜的各种细微变化，如糜烂、溃疡、出血、息肉、肿瘤等。而在如今一个"谈癌色变"的时代，大肠镜检查的意义更大，因为大肠镜能轻而易举地发现大多数早期和几乎所有中晚期大肠癌，甚至还能够"预防"大肠癌！例如腺瘤性息肉等一些癌前病变，肠镜中发现以后及时切除，便可以预防大肠癌的发生。另外，对于一些诊断不明确的病变，还可以进行病理活检，也就是切下一小块组织送病理医生做显微镜检查，虽然肠镜医生会根据经验和病变形态做一个大致判断，但是这些病变究竟是良性还是恶性，最终还是要靠病理医生来确诊。可以说，一次成功的大肠镜检查，会让几乎所有的大肠病变都无处遁形，是医生的一双"火眼金睛"。

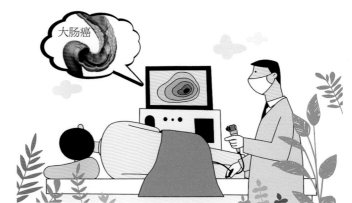

另外，患者做完大肠镜检查后，通常会收到一份肠镜报告，报告上一系列的医学术语和专业的疾病描述，相信多数人看了以后都是一头雾水，其实不用过于纠结。肠镜报告是操作医生对整个大肠镜检查过程的一个书面总结，也就是对所观察到的大肠情况进行细致描述，如大肠镜检查发现异常的病变，肠镜医生通常会在报告中记录病变的大小、性质、形态以及位置等信息。至于报告为什么要记录得如此专业和详细？其实这份报告的主要读者是医生而不是普通民众，对于肠镜发现有问题的病人，拿到这份报告后咨询门诊或者住院部的医生，将有助于他们制订最优的治疗方案。

总之，大肠镜可以对肠道进行直接和清晰的观察，同时还可钳取肠道组织进行病理活检，因此其在诊断肠道病变（尤其是大肠癌）方面的优势是目前其他检查手段所无法比拟的。

64

为什么上次发现的息肉这次找不到了

肠镜检查的质量与受检者肠道准备情况、配合程度、息肉性质以及操作者技术经验密切相关。肠镜只能观察到位于肠镜视野内的病变，而对于那些处于视觉盲区或者皱襞后方的病变则难以观察到。需要注意的是，即使是非常有经验的医生完成一次高质量的肠镜检查，其平均也可能漏掉 26% 的结肠腺瘤，这也是发现息肉或腺瘤的病人需要在较短时间（1~3 年）内进行肠镜复查的原因之一。

第一，高质量的肠道准备是肠镜检查的重要保证，清洁的肠道使肠黏膜更清晰地暴露于视野，从而减少病变的漏诊。如果受检者此次肠道准备欠佳，则有可能出现漏诊情况。

第二，在肠镜检查过程中，受检者需配合内镜医生的指导适当变换体位，通过重力作用使受检肠段空气充盈、充分展开肠管皱襞，同时结肠拐角及褶皱处的肠道内粪水更易引流，从而使肠道黏膜暴露得更充分，提高结肠息肉检出率。因此，若受检者需要对息肉进行复查或治疗，则需尽量配合内镜医生的指导，放松身体，适当变换体位，以提高息肉的检出率。

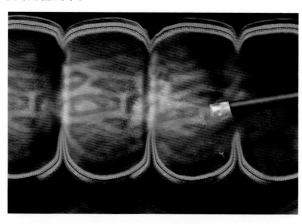

第三，息肉特性（大小、数目、形态）、肠道结构等也可对检查结果产生一定影响。一般来说，息肉越多、越小，越容易漏诊，而无蒂的、扁平的息肉较有蒂的息肉更容易漏诊。因此，在复诊或治疗前，最好能将上次检查报告提供给内镜医生，以便医生重点检查。

　　最后，在实际工作中，内镜医生的培训时间、熟练度也与结肠息肉检出率密切相关。同时，充分的退镜时间也可明显提高息肉检出率，我国制订的指南中建议大肠镜检查退镜时间应不少于6分钟。因此，受检者在可耐受的范围内要尽量配合内镜医生，以便进行充分地退镜观察，提高息肉检出率。

65

大肠镜检查是否应该同时将发现的息肉摘掉

一般来说，对于大肠镜检查过程中发现的息肉等病变仅做活检处理，这是由于常规内镜下肠息肉摘除手术需要完善的术前准备、术后用药和观察。

第一，息肉摘除术前需完善血常规、肝肾功能、凝血功能以及传染病、心肺功能等检查，以判断患者是否能耐受治疗。同时根据息肉的性状、病理结果等资料，内镜医生才能选择制订最优的手术方案，并准备好相应的手术器械；如遇到有较大出血风险的息肉，可能还需要进行备血等准备工作，并准备好必要的抢救措施。

第二，在手术过程中，会对患者的基本生命体征进行持续监测，并根据术中情况调整手术策略，并对摘除的息肉进行病理检查。

第三，根据内镜手术情况，术后需禁食、观察，并酌情使用止血药、抗生素、补液等治疗，以避免术后迟发性出血、穿孔、感染等并发症的发生。术后 24 小时无发热、便血、腹痛等症状的患者，方可在医生指导下逐渐开放饮食。

除了极个别情况，如单个微小的息肉经活检便能完全摘除则可以不用择期治疗，通常情况下大肠镜检查中发现的息肉均需要进行择期

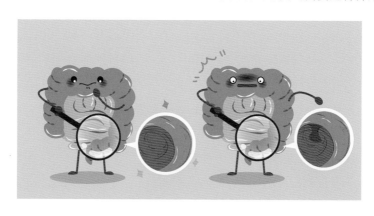

手术摘除。因此，患者应当充分相信内镜医师的判断，不能盲目地从省时省钱的方面出发，要求内镜医生检查时一次性摘除息肉；同时，内镜医师也应当向患者详细解释治疗原则，减轻患者的心理负担。

66

肠镜检查和胃镜检查可以在同一天做吗

是否能在同一天行肠镜检查和胃镜检查，主要取决于受检者的基本情况以及医院的条件。

首先，受检者必须符合胃镜和肠镜检查要求，无任何禁忌证，无严重的糖尿病、高血压、心脏病等严重慢性病，同时体力情况较好，可以耐受较长时间的饥饿。若希望行无痛胃肠镜检查，则对身体条件的要求更高，并需提前做心电图检查以及麻醉评估。因此，能否同一天进行胃镜和肠镜检查要求，需根据自身状况决定，并听从医生建议。对于行普通胃镜和肠镜检查的受检者，需在胃镜检查前 4 小时停止服用泻药；而对于行无痛胃镜和肠镜检查的受检者来说，则需提前6 小时就停止服用泻药，因此体力情况较差、肠道准备困难者最好将两项检查分两天进行。

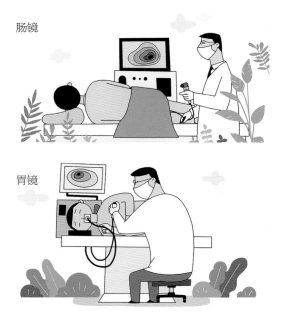

肠镜

胃镜

其次，由于不同医院内镜中心条件不同、设备不同，内镜医生、护士和麻醉师人员安排不同，对胃肠镜检查的安排也各不相同，因此受检者可根据自身情况选择医院并听从医生安排，不可执意要求在同一天进行两项检查。

最后，同一天行胃镜和肠镜检查的安排，一般只用于体检，如需行内镜下治疗，则必须分期进行。

因此，当受检者体力情况较好、无胃肠镜检查禁忌证的情况下，在部分医院可在同一天行肠镜和胃镜检查；而对于儿童、老年人、有慢性疾病者，出于安全考虑，最好将两项检查分开进行。

早期治疗

67

发现早期大肠癌与癌前病变该怎么办

　　如果大肠镜检查发现早期大肠癌，千万不要害怕，不要过分担心；相反，从另外一个角度讲，应该感到庆幸，因为早期大肠癌及其癌前病变如果及时发现和接受正规治疗，完全能达到临床治愈，可以生存很长时间，也就是不影响寿命。目前主要有两种治疗手段方式，以前发现早期大肠癌后只有外科手术切除这一种手段，随着内镜水平的不断提高，早期大肠癌也可以通过大肠镜切除。外科手术切除是将病变及其周围正常大肠切除，手术需要到手术室进行，创伤大、并发症发生风险高、费用昂贵，恢复也慢，术后病人生活质量明显下降，且腹部会有手术瘢痕，就算是腹腔镜切除，也会留下手术瘢痕，有些会出现经常腹泻、腹痛、消化不良等并发症。早期大肠癌内镜切除，创伤较小、费用低、患者恢复快、住院时间短，术后生活质量完全不受影响。部分患者完全不需要麻醉，可以亲眼见到整个手术过程。

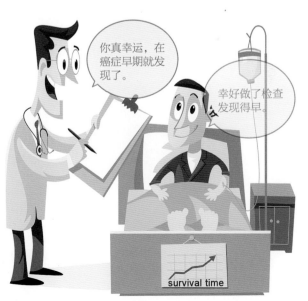

你真幸运，在癌症早期就发现了。

幸好做了检查发现得早。

survival time

因此，内镜下切除早期大肠癌，是一种更加微创、更加方便的方法。一般早期大肠癌通过确诊之后，还要通过大肠镜检查看有没有其他结肠的病变，有的患者会同时出现几个大肠部位的病变。如果术后超过5年没有复发，就可以说达到临床治愈，但一定要注意定期复查。

68

内镜切除是怎么做的

　　所谓内镜下切除早期大肠癌与癌前病变就是不用开刀，仅需通过大肠镜自身孔道将内镜手术器械送达病灶，对病灶进行切除治疗，术后切除部位会形成瘢痕，不影响正常生理功能，属于微创中的微创，目前已成为切除早期大肠癌与癌前病变的首选治疗方法。而切除的方法根据病灶大小及形态又可以分为：

　　⊙ 内镜下进行活检钳钳除、热活检钳钳除、凝除或氩离子凝固术（APC）：适合于 5 mm 以下的病变。

　　⊙ 圈套器圈套切除：有蒂的且大小在 5 mm 以上的病变。

　　⊙ 内镜下黏膜切除术（EMR）：无蒂且大小在 5 mm 以上，或基底较粗，通常是在病变的基底进行药物注射后，用圈套器切除，切除后再用钛夹封闭创面。

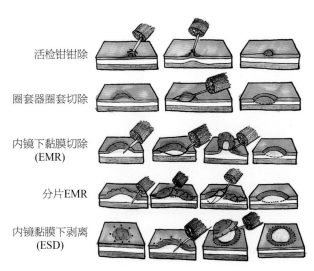

　　活检钳钳除

　　圈套器圈套切除

　　内镜下黏膜切除
　　（EMR）

　　分片EMR

　　内镜黏膜下剥离
　　（ESD）

内镜治疗方法示意图

● 内镜黏膜下剥离术（ESD）： 适用于 2 cm 以上、无基底癌变倾向者，最大优势是能完整切除病变，并准确判断水平切缘和垂直切缘是否有病变残留，对于确定下一步治疗方案至关重要。

当然，内镜下切除也不是一点风险都没有，术中、术后都可能出现一些小意外，比如出血、穿孔等，这些意外需要医生和患者共同努力去避免。但随着技术不断进步和器械的不断完善，内镜下切除的安全性明显提高。

进行内镜手术前需要注意什么

进行内镜手术前需要从心理、生理上做好充分的准备。首先，应消除恐惧心理，充分了解手术过程及相关并发症；其次，要告知医生相应的病史，比如高血压、冠心病、糖尿病等，然后对血压、心率进行检测，甚至有的患者还需要做心电图、超声心动图、心肺功能的评估等检查；再次，还要详细告知医生近期吃过哪些药，因为一些药物会影响治疗的安全性，如阿司匹林、波立维、华法林等药物，应停止服药7天以上才能做内镜手术，减少术中或术后出血可能，并且在治疗前，还需要检查凝血等相关指标来确保手术安全。最后，肠道准备非常重要。术前1天吃少渣、流质饮食，术前4~6小时禁食，应遵照医嘱服用清洁肠道的药物，缓慢匀速服完泻药，服完清洁肠道的药物后，可以继续喝清水，直至最后一次大便颜色为无色透明。便秘患者需加大清洁肠道的药物用量或进行灌肠处理。

需特别说明，治疗高血压、甲亢等药物不需要停服，仅治疗糖尿病的药物需停药；拟行无痛肠镜的患者在术前4~6小时禁饮大量清水，防止误吸，但是并非所有人都适合做无痛肠镜。考虑到患者的安全，建议由专业麻醉医生来评估是否能做无痛肠镜。

什么是内镜下黏膜切除术（EMR）

所谓内镜下黏膜切除术（EMR）是指利用内镜黏膜下注射技术将大肠病变部位黏膜抬起，利用电刀或圈套器将病变黏膜切除的手术，属于诊断性或根治性手术。手术旨在通过切除部分黏膜（深度可达黏膜下层）诊治早期大肠黏膜病变。主要有以下几种手术方法。

💧 黏膜下注射切除法：用注射针在病灶基部边缘黏膜下分点注射肾上腺素生理盐水，使之充分隆起，应用圈套器切除病变黏膜。

💧 透明帽法：内镜头端安装透明塑料帽，圈套器置于透明帽前端凹槽内，透明帽对准所切除病变，将其吸引至透明帽内，收紧圈套器电切病变黏膜。

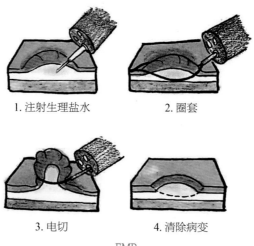

1. 注射生理盐水　　　2. 圈套

3. 电切　　　　　　4. 清除病变

EMR

💧 套扎器法：内镜头端安装的套扎器对准预切除病变处，用橡皮圈套扎病变呈亚蒂样息肉，用圈套器切除橡皮圈远端的病变黏膜，也可用尼龙绳代替套扎。

⊙ 分片切除法： 适用于病灶较大不能一次圈套切除，而用圈套器分次切除病灶，尽量减少圈套次数，保证标本完整性。因其不能准确区分水平切缘是否"切干净"，目前已经很少应用了。

71

什么是内镜黏膜下剥离术（ESD）

内镜黏膜下剥离术（ESD）是在 EMR 基础上发展而来的比较成熟的技术。它是一项先进的内镜技术，可以实现对早期大肠癌及其癌前病变进行治愈性切除，在避免外科手术及保留器官的同时，对病灶进行切缘阴性的整块切除。在进行黏膜下注射后使用各种电刀器械，沿着黏膜下层，逐渐分离黏膜层与固有肌层，将病变黏膜及黏膜下层完整剥离。此方式最大的优势是对病灶大小没有限制，而且能保证病灶的完整性，可以通过后期病理分析，判断是否将病变"切除干净"，对指导下一步治疗有着决定性的作用。与传统的 EMR 相比，它的优点在于可以对直径大于 2 cm 的病灶进行整块切除，避免分片切除，进而避免局部复发。具体操作步骤是：①黏膜下注射，使病灶抬举明显；②部分或环周切开黏膜，显露黏膜下层；③沿着黏膜下

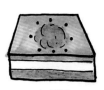

1. 标记

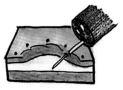

2. 注射

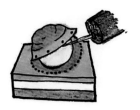

3. 环周切开

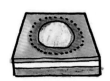

4. 圈套

ESD

层疏松结缔组织，完整一次性剥离病变组织；④仔细观察创面，对血管处进行预处理，预防并发症；⑤对切下的标本进行处理后，送病理检查。术后常见的并发症有出血、穿孔等，术后常禁食、预防性应用抗生素等治疗。嘱患者严格卧床休息，观察有无发热、心慌、冷汗、腹痛、便血等症状。术后一般禁食72小时，然后改为温凉流质（米汤、面汤、果汁、牛奶等），逐渐过渡到半流质饮食（软面条、粥等）。不要过早食用粗糙、辛辣食物，半个月内避免重体力活动，出血且创面较大患者酌情延长禁食时间，ESD术中使用的金属夹会随着创面的愈合而自行脱落排出，出院后定期复查肠镜。

72

大肠息肉、息肉病有哪些分型

　　大肠息肉是指发生在大肠黏膜表面突向肠腔的隆起性病变。一般而言，我们将大肠息肉分为非肿瘤性息肉和肿瘤性息肉（即腺瘤性息肉）。

　　非肿瘤性息肉一般不会发生癌变，不需要太担心，但是近年来也有少数报道良性息肉出现癌变的，因此在肠镜中发现息肉，一般主张进行切除。非肿瘤性息肉主要包括：①增生性息肉：是最常见的一种息肉，常见于中年以后，多分布在大肠远端，直径一般小于1 cm，其表面光滑，基底部较宽，且常为多发，本身无癌变风险，但可转化为腺瘤性息肉；②幼年性息肉：常见于幼儿，大多在10岁以下。常发生直肠内，呈圆球形，多为单发，病理特征为大小不等的潴留性囊腔，是一种错构瘤；③炎性息肉：又称假性息肉，是由大肠黏膜长期慢性炎症刺激而形成的息肉样肉芽肿，常见于慢性溃疡性结肠炎、阿米巴痢疾、血吸虫病、肠结核等肠道疾病。常为多发性，多数体积较小。

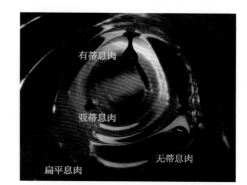

腺瘤性息肉是一种大肠良性肿瘤，也是公认的癌前病变，这类息肉一旦发现，应尽早切除。腺瘤性息肉可分为3种类型，即管状腺瘤、绒毛状腺瘤和管状绒毛状腺瘤，其中管状腺瘤最多见。腺瘤性息肉具有一定的癌变概率，如管状腺瘤癌变率在1%~5%，绒毛状腺瘤癌变率最高，约为管状腺瘤的10倍以上。最新的研究发现锯齿状腺瘤癌变率也非常高，需要引起高度重视。

当肠道广泛出现数目多于100颗以上的息肉，并具有特殊的临床表现时，称为肠息肉病。常见的有：①黑斑息肉病（即Peutz-Jeghers综合征），是一种少见的显性遗传性疾病，特点为胃肠道多发性息肉伴口腔黏膜、口唇、口周、肛周及双手指掌，足底有黑色素沉着。以小肠息肉为主，约30%的病人有结肠息肉、直肠息肉。息肉的性质为错构瘤性息肉。②家族性腺瘤性息肉病，是一种常染色体显性遗传病，常在青春发育期出现结肠腺瘤、直肠腺瘤，甚至可满布所有结、直肠黏膜，如不及时治疗，100%将发生癌变。③其他肠息肉病还包括幼年性息肉病、增生性息肉病以及锯齿状息肉病综合征等，均有较高程度的癌变风险，需引起重视。

73

大肠息肉会变成大肠癌吗

大肠息肉会变成大肠癌吗？相信这是所有大肠息肉患者都关心的一个问题。尽管绝大多数大肠癌都是由息肉逐渐演变形成的，但事实上，并不是所有类型的息肉都会发生癌变。有些息肉容易发生癌变，如腺瘤性息肉，而不同类型的腺瘤性息肉，其癌变率也不尽相同，如管状腺瘤的癌变率较低，而绒毛状腺瘤和锯齿状腺瘤的癌变率则较高；还有一些息肉，如炎性息肉和增生性息肉，一般不发生癌变。此外，息肉的大小和癌变的发生也有一定关系，一般来说，越大的息肉，其癌变的风险越高。

总之，大肠癌的发生是一个多步骤、多阶段和多因素参与的过程，是遗传因素和环境因素共同作用的结果。目前科学家普遍认为大肠癌的发生通常经历息肉—腺瘤—癌变这样一个演变过程。首先是大肠黏膜在各种致癌因素的作用下出现过度增生，并逐渐形成小的腺瘤性息肉，然后慢慢长大，接着息肉出现异型增生，当异型增生的范围累及黏膜下层，就形成早期大肠癌。此时如不及时治疗，肿瘤将继续侵犯肠壁，甚至侵犯到肠壁外的组织，同时还可沿着淋巴管和血管转移到身体其他部位，就是中晚期大肠癌。而研究发现，从息肉发展到大肠癌的这一过程，大约需要 10~15 年的时间。

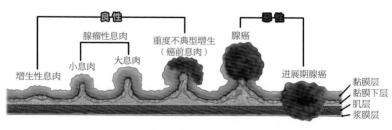

息肉的良恶性示意图

因此，当在大肠镜检查中发现了大肠息肉，完全不用过分担心，不是所有息肉都会变成大肠癌，对于容易演变成癌的息肉，只要及时切除即可，有足够的时间来阻断大肠癌的发生。

74

哪些息肉需要尽快切除

目前，随着人们对自己身体健康日益关注，越来越多的人选择做肠镜来了解自己的健康状况。肠息肉的发现率也较前明显增高。因此，人们常会出现这种疑惑，是否所有的息肉都需要尽快切除？下面为大家介绍一下几类需要尽快切除的息肉。

(1) 腺瘤性息肉

腺瘤型息肉属于癌前病变，是大肠最常见的良性肿瘤，多发于40岁以后，随着年龄的增加发病率上升，一旦检出，均应尽快处理。腺瘤从发生到发展为腺癌一般需要10年的时间。根据组织学特征，腺瘤分为3种病理类型：管状腺瘤、绒毛状腺瘤、混合型腺瘤。管状腺瘤发生癌变的概率为1%~5%；绒毛状腺瘤发生癌变的概率较管状腺瘤大10倍；混合型腺瘤的癌变率介于管状腺瘤与绒毛状腺瘤之间。一般< 1 cm的腺瘤有1.3%会发生恶变，1~2 cm之间的腺瘤会有9.5%发生恶变，> 2 cm的腺瘤会有46%发生恶变。因此，如果息肉活检病理提示腺瘤或高级别上皮内瘤变，需要积极干预，首先选择内镜下切除，切除后也需要密切随访。

(2) 幼年性息肉

幼年性息肉是一类非肿瘤性息肉，主要发生在3~5岁儿童，有时发生在成人。多发生于直肠、乙状结肠，大小多在1 cm至数厘米。如果发现这种息肉的同时出现大便带血或粪隐血阳性，需要对其进行切除治疗。

(3) 增生性息肉

增生性息肉多发于左侧结肠、直肠，直径多< 1 cm，特别是< 5 mm 的病变居多。多呈无蒂隆起型或者平坦隆起型，息肉表面光滑，颜色较淡或者与周围色调一致，增生性息肉是一种腺体过度成熟、脱落障碍的表现。因为 1 cm 以下的增生性息肉很难在肉眼上与腺瘤进行区别，另外，组织学上发现其常合并腺瘤的可能，所以对增生性息肉必要时建议进行切除治疗。

以上这 3 种类型是临床上常见的需要切除的息肉。但也有一些少见的容易恶变的息肉类型，如错构瘤性等也需要尽快切除，在此就不做介绍了。当然，若是拿到息肉病理结果，最重要的一点是及时复诊，在医生的建议下，做进一步处理，预防大肠癌的发生。

内镜治疗的效果如何，内镜切除有哪些优点

随着内镜技术及医生操作水平的进步，目前大多数肠息肉都可完全由内镜切除。但面对这种技术，人们总会存在一些担忧，内镜治疗的效果好不好？

内镜治疗是一种微创手术，目前用其治疗肠息肉的手术方法有很多种，包括电凝切除术、钳除术、圈除术、内镜下黏膜切除术（EMR）和内镜黏膜下剥离术（ESD）。对于直径< 0.5 cm 的息肉可以用活检钳直接钳除，或者用圈套器圈套勒除。稍大的息肉可以用圈套器套住，然后进行电凝电切。而对于无蒂、亚蒂或平坦的息肉，可用 EMR。而 ESD 适合应用于直径超过 2 cm 的平坦性息肉，病变范围局限于黏膜层的早期大肠癌。

内镜治疗的效果究竟好不好呢？选择适合的病变与患者，内镜治疗的效果是非常好的。内镜治疗能比较安全、完整地切除息肉，避免外科开腹或腹腔镜下手术。此外，内镜其对早期大肠癌的诊断和治疗优势目前已经得到充分认可。

内镜治疗的优点：①目前除了 ESD 手术是在全身麻醉下进行操作外，其他几种方法均可在患者清醒状态下完成。②并发症少，内镜治疗不影响结肠的结构、功能，恢复快，住院时间短。对于数目不超过 3 个，直径在 1 cm 之内的结肠息肉，许多患者可在日间病房接受镜下息肉切除手术，患者仅需住院 1~2 天。③对于那些结肠息肉切除术后复查又发现息肉的患者，可多次进行内镜下治疗。

因此，内镜治疗效果是好的，且有许多优点。当然，这也并非绝对，具体内镜治疗的指征还是由医生把控的，目的是为每一位患者选择最合适的治疗方式以达到最好的治疗效果。

早期大肠癌及癌前病变能治好吗

回答这个问题之前，我们先了解一下什么是早期大肠癌和癌前病变？早期大肠癌指肿瘤浸润深度局限于黏膜及黏膜下层的任意大小的大肠上皮性肿瘤，不论是否有淋巴结转移。早期大肠癌肿瘤浸润局限于黏膜层者称为黏膜内癌，浸润至黏膜下层但未侵犯固有肌层者称为黏膜下癌。而所谓的癌前病变，是指与大肠癌发生密切相关的病理变化，目前认为大肠腺瘤（包括锯齿状腺瘤）、腺瘤病（家族性腺瘤性息肉病以及非家族性腺瘤性息肉病）以及炎症性肠病相关的异型增生都认为是癌前病变。

对于这类病变应该使用何种治疗方案呢？早期大肠癌的治疗主要包括内镜下手术及外科手术。大肠腺瘤、黏膜内癌首先推荐进行内镜下切除，尤其是 ESD 已成为一次性完整切除肠道病变的安全、可靠、有效方法，其疗效与外科手术相当，而且创伤小，不影响肠道结构和功能，尤其适合那些年龄大、基础疾病多、外科手术风险大的患者。但是如果内镜下切除的标本的病理学诊断，一旦发现侧切缘和基底切缘存在肿瘤病灶、或发现癌组织侵犯到较深的黏膜下层、脉管或病理类型提示低分化腺癌、未分化癌者需要追加外科手术治疗。

最后，大肠癌及癌前病变是否能治好？通常大肠癌的预后与其是否能够早期诊断密切相关，多数早期大肠癌可以治愈，5 年生存率可达 90%，所以说对早期大肠癌及时、有效的治疗，能够明显改善患者的预后。

是否所有息肉都需要切除

目前大多数人认为肠息肉能诱生大肠癌，且随着人们"谈癌色变"及对大肠癌的高度紧张，越来越多的人一发现肠息肉便想要切除，永绝后患。但是，是否所有的息肉都需要切除呢？

肠息肉是否需要切除通常与其病理类型有关。虽然内镜医师可初步判断息肉的良恶性，但是要明确息肉的具体病理类型，还需要对息肉进行活检，由病理科医师通过显微镜下进行病理学诊断。下面主要介绍几类息肉：①腺瘤性息肉：其不会自行消退，目前也没有药物能够预防和消除，如不及时处理，可慢慢长大，会有发生癌变的风险，需要择期内镜下切除。②炎症性息肉：多继发于溃疡性结肠炎、克罗恩病等肠道炎症性疾病，息肉系由纤维组织增生和残存的岛状黏膜构成，称之为假息肉，与炎症有关，一般不会造成恶变，无需

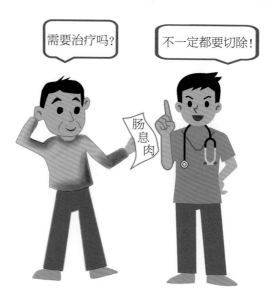

切除，但需要定期随访大肠镜和活检，以判断炎症部位是否发生癌变。③非腺瘤性息肉：对于病理提示血吸虫卵性息肉、炎症纤维增生性息肉、黏膜肥大性赘生物这些非腺瘤性息肉需要定期随访即可，无需切除。④增生性息肉：病理提示增生性息肉者，需要择期内镜下切除。⑤黑色素斑-胃肠多发性息肉综合征（Peutz-Jeghers 综合征）：对于 Peutz-Jeghers 综合征这一表现为黏膜、皮肤色素沉着的全胃肠道多发息肉病，由于这类患者整个胃肠道可见多发息肉，尤其小肠多见。对于息肉较小无症状者，需要定期随访，每隔 1~2 年行 1 次大肠镜检查，但对息肉较大引起肠梗阻等明显症状的患者，需要尽早行内镜切除。⑥家族性结肠息肉病：对于家族性结肠息肉病这一常染色体显性遗传疾病，患者的息肉往往分布于全消化道，息肉数目在数百至数千个，大小不等，且有高度癌变倾向。这类患者应该尽早（推荐在 25 岁前）行外科手术治疗，如全结肠切除与回肠-肛管吻合术。

因此，对于肠息肉，不可"一锤打死"，一律切除。需要根据息肉类型制订治疗方案。

78

哪些病变不适合用内镜处理

前面我们介绍了内镜切除效果及优点，但并非所有息肉都能行内镜下切除。现介绍几种不能使用内镜处理的病变类型及人群。

(1) 巨大息肉

有些巨大息肉，如果活检提示癌变且切除困难，则建议外科手术治疗；或者巨大息肉、范围比较大的平坦型息肉，内镜的操作空间小或者操作难度大；或操作所致的大肠出血、穿孔的风险明显增加，也建议外科手术治疗。

(2) 有转移的早期大肠癌

对于 ESD 切除下来的早期大肠癌，如果病理提示病灶侵犯黏膜下层 1/3，或者水平切缘、垂直切缘有累及，建议患者追加手术治疗。

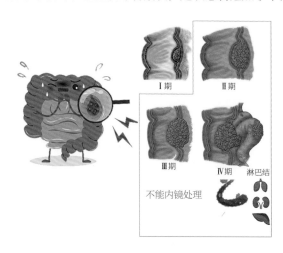

(3) 家族性腺瘤性息肉患者

对于家族性腺瘤性息肉病患者，由于其息肉成百上千个，内镜下治疗已经不合适，往往需要外科手术干预。

(4) 特殊类型人群

如果存在患者不能配合、患者有严重的心肺功能不全无法耐受内镜治疗，大肠肿瘤已经侵犯至固有肌层或者分期更晚者（Ⅱ期及Ⅱ期以后），均不适合进行内镜下治疗。

因此，对于以上几种类型不能不考虑病理类型及自身情况，一味追求微创治疗。当然，也并非说这几类以外的病变均可内镜处理。具体治疗方案，仍需要医生根据个人的实际病情及身体状况综合分析，从而做出最好的诊疗方案。

79

内镜治疗安全吗

　　相对于开刀而言，内镜下治疗的创伤大大降低，"微创性"使内镜下治疗成为多种消化系统疾病的首选治疗方案。早期大肠癌及癌前病变内镜下治疗应用亦越来越广泛，其安全性也引起大家的重视。但即使是一种微创操作，内镜下手术也是有创的，当然也存在发生并发症的风险。肠镜下治疗术的并发症主要包括出血、穿孔等。一般的出血及穿孔内镜下处理即可，内镜下电凝止血、钛夹止血以及钛夹夹闭穿孔部位等治疗效果都不错，只有极个别的并发症需要转外科处理。

　　那么，发生出血和穿孔的概率有多高呢？

　　英国权威数据提示其息肉切除术后出血率< 1/100，穿孔率< 1/1 000。来看看国内的数据，南方医科大学附属南方医院及海军军医大学附属长海医院数据提示术后出血发生率为 0.6%，穿孔发生率为0.012%，其中诊断肠镜为 0.010%，治疗肠镜为 0.013%。所以，在国内正规医疗机构进行内镜治疗，安全性绝不输国外。

　　如果大家对这个概率没有直观的概念，那么看几个生活中的例子。

人的一生，被闪电击中的概率约为 60 万分之一；由于车祸死亡的概率约为 1.3 万分之一；自然受孕生双胞胎概率约为 1.1%，三胞胎概率为 0.013%。

所以，大家脑子里绷着根弦儿，毕竟内镜治疗还是一种有创的操作。但相对来说，内镜治疗还是比较安全的，大家不必过分紧张，只要按照医护人员的要求配合，严重并发症的风险很低，且大部分可在内镜下处理。

内镜治疗术后需要注意什么

术后一般需要禁食、禁水1~3天，时间长短需依据息肉大小、个数和手术方式等而定，听取医生意见即可，然后进食流质食物、少渣清淡易消化的食物至少1~2周，之后再逐渐过渡到正常饮食。

术后应注意加强休息，近期内避免剧烈活动、重体力劳动、屏气动作及热水浴。同时，应注意保持大便通畅，饮食以易消化食物为主，避免用力大便等动作。

阿司匹林等药物尽量暂停用，因为会增加出血风险，但停药前应事先咨询心脑血管专业的医生。高血压患者术后应继续服用降压药，将血压控制在适当范围内，血压过高会增加并发症风险。

术后出血是常见并发症之一，应注意排便情况及病人自身状态，如果有便血或黑便，应及时告知医生或护士，请医生观察便血的量和性状，送检粪便标本，并做出相应的处理。已经出院的患者，则应立即到医院急诊科就诊。

术后如有腹痛、腹胀、发热、恶心、呕吐等现象，也需要立即报告护士或医师，排除穿孔、感染等并发症可能；如果已出院则应立即到医院急诊科就诊。

肠镜治疗手术后一般都有病变标本。这些标本术后会送至病理科做"化验"，以明确病变的"好坏"，术后应关注病理检查的结果，并在获得病理报告后联系手术医生，医生会告诉你多久以后再做肠镜进行复查以及其他注意事项。如果术后病理报告提示息肉已经癌变，医生会告诉你是否需要追加别的治疗。

内镜治疗后息肉等病变会不会复发，怎么随访

内镜治疗后息肉等病变仍然会复发，而且概率不小。复发率高可能与以下两个因素有关：①由于大肠走行弯弯绕绕，再加上大肠黏膜长了很多"褶子"，可藏匿息肉，所以肠镜治疗中会存在少数"漏网之鱼"，因此，复查肠镜时发现的大肠息肉可能是第一次隐藏起来的。②大肠息肉的发病原因仍然不是很明确，虽然我们可以通过肠镜切除息肉，却没有办法消除病因，所以息肉容易复发。研究发现，大约有50%的大肠息肉患者在术后4年内出现了复发，也就是说大肠息肉切除术后患者再次得大肠息肉的可能性很大。所以，一定要定期复查肠镜。既然已经在肠镜下发现了息肉并切除，还是要定期复查，密切随访！

术后多久需要再次做肠镜检查呢？一般来说，如果是单个良性息肉，术后需每年复查一次结肠镜，如果连续2~3年检查未发现复发，之后可以改为每3年复查一次结肠镜。如果是多个良性大肠息肉，则建议要每年做一次结肠镜检查。增生性息肉生长较慢，患者可1~2年检查一次。腺瘤性息肉，尤其是伴有上皮内瘤变的患者，复查间隔的时间要适当缩短，一般为6个月至1年。绒毛状腺瘤、高级别上皮内瘤变和锯齿状腺瘤容易复发和癌变，应当在息肉摘除术后3~6个月复查一次，若无异常，可延长至6个月至1年。若发现癌变的息肉，切除后应进行更加密切的复查。以上为一般性建议，具体依医嘱为准。

结肠息肉/腺瘤切除术后的随访间隔

初次结肠镜检查结果	结肠镜随访间隔（年）
无息肉	3~5
直肠、乙状结肠增生性小息肉（< 10 mm）	2~3
1~2 个,< 10 mm 的管状腺瘤	1~3
3~10 个管状腺瘤	1~2
> 10 个腺瘤	1
≥1 个,> 10 mm 的管状腺瘤	1~2
≥1 个绒毛状腺瘤	1~2
腺瘤伴高级别上皮内瘤变	1~2
锯齿状病变	
< 10 mm，无上皮内瘤变的无蒂锯齿状息肉	2~3
≥10 mm，伴有上皮内瘤变的无蒂锯齿状息肉或传统的锯齿状腺瘤	1~2
锯齿状息肉病综合征	1

注：初次结肠镜为肠道准备良好、到达回盲部、保证足够退镜时间的高质量结肠镜检查，并完整切除所有病变。若初次结肠镜检查质量较低，可适当缩短随访间隔。锯齿状息肉病综合征：按照 WHO2010 标准，定义为：符合以下 1 条标准：①乙状结肠近端的结肠中发现≥5 个锯齿状病变，且 2 个或 2 个以上 > 10 mm；②有锯齿状息肉病家族史的受检者在乙状结肠近端的结肠发现任何锯齿状病变；③ > 20 个锯齿状病变，且分布于整个结肠

[引自《中国早期结直肠癌筛查及内镜诊治指南》（2014，北京）]

中晚期大肠癌治疗

82

中晚期大肠癌怎么治

　　即使是中晚期大肠癌，也不能轻易放弃治疗。一经发现，应立刻至正规医院就诊，尽快开始以手术治疗为主的综合治疗，才能使治疗效果达到最好。经过全面评估，如果还有手术机会，应该及时切除病灶，以防止"坏人"更加强大。如果发现"坏人"时，他已经足够强大，甚至已经"拉帮结派"（转移扩散）；那么，要考虑是不是能够通过化疗、放疗等使"坏人"变得衰弱，然后再进行手术，如果已经完全没有可能进行手术，那么在身体条件达标的情况下，尽早开始化疗、放疗、靶向治疗、局部治疗等。下面我们对这些治疗方法进行介绍（肿瘤 MDT 模式）。

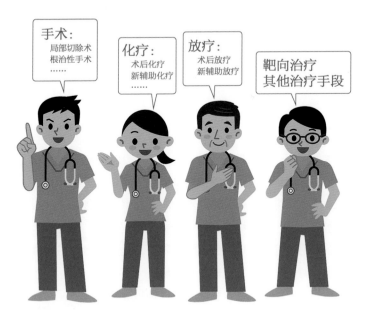

(1) 手术

◆ 局部切除术：是仅将肿瘤所在区域的肠壁进行部分或者全程切除，切缘距肿瘤不< 2 cm，但不进行肠系膜内的淋巴结清扫。

◆ 根治性手术：是指彻底将肿瘤和肠管周围可能发生转移的局域淋巴结切除，以求达到根治。切除范围包括肿瘤所在的部分肠管，该部分肠管的上下切缘距离肿瘤不应< 5 cm，但对于位置较低的直肠癌，下切缘> 1~2 cm 也可视为安全范围，另外还有切除相应部分的肠系膜，当然，手术上下切缘及环周切缘均要求无癌残留。

◆ 联合脏器切除术：也称扩大根治术，是在常规根治性切除的基础上，将受侵犯的其他脏器也一起切除，可用于侵犯了邻近脏器但仍可以进行根治性切除的大肠癌患者。

◆ 姑息性切除：包括单纯性肿块切除术、预防和治疗性肠梗阻造瘘手术、肠穿孔局部切除或修补术、大出血时特殊需要的手术等。

以上手术方法都有各自的应用范围，医生在评估后会选择合适的方法。

(2) 化疗

◆ 术后化疗：有高危因素的Ⅱ期、Ⅲ期和Ⅳ期大肠癌术后建议行辅助化疗。化疗药物通过血液到达身体各个部位，将隐藏的"余孽"（癌细胞）消除，可以降低大肠癌术后的复发率和转移率。

◆ 术前化疗（新辅助化疗）：对局部中晚期的大肠癌，可以考虑行术前新辅助化疗，可以使肿瘤缩小降期，提高根治性切除率，延长患者的生存时间，提高患者的生存质量。

◆ 腹腔化疗：可用于大肠癌伴腹腔种植转移的患者，可以延缓肿瘤的进展，缓解患者的症状。

(3) 放疗

● 术后放疗：直肠癌术后行放射治疗（放疗）可以降低局部复发率，以在术后 2 个月内开始为好。Ⅱ、Ⅲ期患者，尤其是病灶外侵明显、有较多的区域淋巴结转移、手术有局部残留者，常需做术后放疗。

● 术前放疗：与术后放疗相比，术前放疗更有优势，副作用少，效果更好，使肿瘤缩小，减少术后转移和复发的机会。T3、T4 和淋巴结转移阳性的直肠癌推荐术前行新辅助放疗。

(4) 靶向治疗

靶向药物是更加精准的化疗药物，可特异性地作用于肿瘤细胞，对正常的细胞影响很小，因此毒副作用小。

(5) 其他治疗手段

对不能手术切除的肝转移瘤患者可以选择无水酒精注射、冷冻热疗、微波治疗射频消融、经动脉灌注化疗等。合并肠梗阻的患者，也可考虑行支架置入术。

83

哪些大肠癌需要开刀，如何选择手术方式

外科手术治疗也就是我们俗称的"开刀"，是大肠癌治疗的最重要手段之一，部分大肠癌患者可以通过手术治疗达到治愈，即使不能达到治愈，也可尽量延长患者生命。

如果要问哪些大肠癌要开刀，我们得首先明白，哪些大肠癌不用开刀？哪些大肠癌不能开刀？随着各地大肠癌筛查的推广，早期大肠癌越来越多地被发现，包括原位癌、黏膜内癌和黏膜下层浸润深度在 1 mm 以内的大肠癌。这些大肠癌可能在结肠镜下即可治愈性切除，虽然总体上还是属于"局部切除"的范畴，但是因肚子上没有伤口，老百姓就认为不算"开刀"，这部分患者当然是很幸运的。那么，如很晚期的大肠癌患者，极度恶病质，或者伴有其他重要脏器的严重疾患，如心、肺功能无法耐受手术的患者和有其他手术禁忌证的患者，如选择"开刀"，可能手术台都下不来，风险大于获益，当然不必为了开刀而开刀。

大部分的大肠癌患者可以并且应该选择手术治疗。大肠癌常见的手术方式包括以下几种，我们逐一讲解哪些大肠癌患者可选择哪一类手术方法。

(1) 局部切除术

一般仅用于 T1 期的大肠癌或年老体弱等不能耐受根治性手术的患者。但即便是 T1 期的大肠癌仍然存在 3%~5% 发生淋巴结转移的可能性，术后复发率也较高，因此应谨慎选择。

(2) 根治性手术

对于无远处转移也无淋巴转移且患者全身状况相对良好者，积极

推荐根治性切除；对于有单纯的肺和（或）肝转移患者，可选择联合手术切除；如果经过一定的治疗有可能转化为可切除病灶，辅助治疗后也可选择根治性手术。

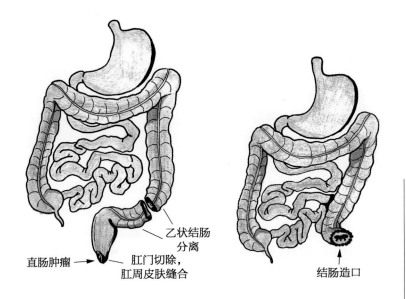

乙状结肠分离

直肠肿瘤

肛门切除，肛周皮肤缝合

结肠造口

（3）姑息性切除

一般用于分期较晚的大肠癌，伴有周围脏器受侵犯、淋巴结的广泛转移，或者伴有肝肾骨脑等远处脏器的转移，无法全部切除的患者。

84

大肠癌手术是怎么做的

原则上是以手术切除为主的综合治疗，包括放疗、化疗、生物靶向治疗及中医治疗等。那么大肠癌手术是怎么做的？一种是通过手术将长有肿瘤的肠管和周围的有关部分全部切掉，力求达到根除疾病的目的，这种手术叫做根治性切除术。另一种是肠管上的肿瘤太大或肠管上的肿瘤长到了肠管以外的器官，比如说肝脏，这时为了减轻病人的痛苦，维持营养和延长生命，只把一部分肿瘤切除掉或作些减轻患者症状的手术，如行造口术来解除患者肠道的梗阻，这种手术叫做姑息性切除术。大肠癌的根治性切除包括哪些呢？常见的结肠癌手术方式如下：

❯ 右半结肠切除术：盲肠、升结肠、结肠右曲（结肠肝曲）部位的癌肿都应行右半结肠切除术。

❯ 横结肠切除术：横结肠上的癌肿应行横结肠切除术，但是不包括靠近肝脏和脾脏部位的横结肠上的癌肿，这两个部位的癌肿应分别行右半结肠切除术和左半结肠切除术。

❯ 左半结肠切除术：结肠脾曲（结肠左曲）、降结肠和乙状结肠上的癌肿应行左半结肠切除术。有一些乙状结肠上的肿瘤，如果肿瘤小、位于乙状结肠的中部，也可以单纯行乙状结肠切除术。

常见的直肠癌的手术方式如下：

❯ 局部切除术：适用于早期瘤体小、局限于黏膜或黏膜下层、分化程度高的直肠癌。

❯ 腹会阴联合直肠癌根治术（Miles 术）：适用于腹膜折返以下的直肠癌，即肛管癌、直肠下段癌（癌灶下缘距肛门缘 6 cm 以内者）。这种手术不保留病人的肛门，因此在左下腹会做一个人工肛门。现在有专门的人工肛门袋，手术后护理方便，不影响社交和工作。

⊙ 直肠低位前切除术（Dixon 术）：是目前应用最多的直肠癌根治术。适用于腹膜折返以上（距齿状线 5 cm 以上）的直肠癌，即长在直肠中、高位的癌肿，因此可保留肛门。

⊙ 经腹直肠癌切除、近端造口、远端封闭术（Hartmann 术）：适用于因全身一般情况很差、年老体弱，不能耐受 Miles 术或肠道急性梗阻不宜行 Dixon 术的直肠癌患者。

如果肿瘤局部浸润广泛，或与周围组织、脏器固定不能切除时，或肠管已梗阻或不久可能梗阻时，可以做短路手术，也可做结肠造口术，来减轻患者的痛苦，延长患者的生命。

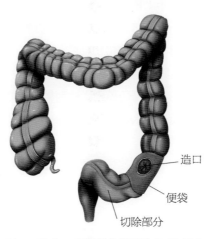

造口

便袋

切除部分

Dixon 手术：直肠低位前切除术（LAR）

85

什么是腹腔镜手术，腹腔镜手术有何优点，中晚期大肠癌可以用腹腔镜切除吗

　　腹腔镜是一种带有微型摄像头的器械，腹腔镜手术就是利用腹腔镜及其相关器械进行的手术。通过腹腔镜的辅助进行大肠癌的切除，叫腹腔镜大肠癌手术，是一种新型大肠癌的治疗方法。医生会在患者腹部开 4~5 个直径为 5~10 mm 的小孔，然后通过小孔置入腹腔镜，同时通过其他小孔将做手术器械放入腹腔。在腹腔镜的引导下将癌肿切除后，在肚皮上开一个 3~5 cm 的辅助小切口将肿块取出。

　　中晚期大肠癌是可以用腹腔镜切除的。大量的研究证实了腹腔镜手术和传统手术相比在癌肿切除和淋巴结清扫完整性、术后复发率和长期生存时间等方面均没有任何差别。这两种手术方式的主要区别在于进入腹腔的方式，而在进入腹腔后，切除病灶的步骤、淋巴结清扫的范围等完全一样。

　　腹腔镜手术和传统手术相比还有什么优点？①传统手术需在腹部

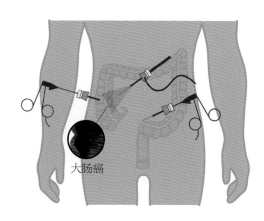

大肠癌

开一个 20~25 cm 的切口，然后切除长有癌肿的肠段，把肠段、肿瘤、淋巴引流的范围全部切掉，最后把肠段接起来，与腹腔镜手术相比，其切口大，对患者造成的创伤大，术后恢复慢。②腹腔镜能为医生提供更大的手术视野，可以看到眼睛看不到的部位，更大的视野使解剖结构更易辨认，更容易找准组织间隙，减少对肿瘤的挤压、牵拉，使肿瘤细胞脱落的可能大大减小。总的来说，腹腔镜手术后患者疼痛轻，恢复快，并发症少，住院时间短，效果好。但有一些情况不能进行腹腔镜手术，如肿瘤非常大、侵犯邻近脏器、肠梗阻、肠穿孔等情况。

大肠癌手术能保留肛门吗

大肠癌手术时患者十分关心的一个问题便是手术能否保守住肛门，因为这直接影响到患者以后的生活质量，不是所有的大肠癌手术都需要切除肛门，能否保留肛门和什么有关呢？①最主要的因素是肿瘤生长的部位，通俗地说就是肿瘤距离肛门的远近。长在结肠上的肿瘤，距离肛门都比较遥远，所以一般都能保留肛门。那么长在直肠上的肿瘤能否保留肛门呢？我们通常将直肠人为的分为上、中、下3段，距肛缘 5~7 cm 为下段，距肛缘 7~11 cm 为中段，11 cm 以上为上段。长在直肠中、上段的肿瘤一般都可以保留肛门，而长在直肠下段的肿瘤一般不能保留肛门。如果保留肛门，可能会导致肿瘤切除的不干净。近年来，随着吻合器的应用及手术方式的改进，在不影响彻底切除肿瘤的原则下，对某些距肛缘 5~7 cm 的直肠下段癌，也有尝试采用保肛手术。②其次，能否保留肛门和肿瘤浸润及转移情况有关。如果肿瘤有严重浸润、转移、固定等情况，一般不做保肛手术，避免切除不彻底，残留癌细胞，发生肿瘤复发，影响患者的生存率。③能否保留肛门还与患者的体型和年龄等因素有关。骨盆深而窄和形体比较瘦者保肛相对较难，而骨盆浅而宽者则保肛相对较易。年龄越大的患者，保留肛门，其风险越大，死亡率也高。

除了上面的一些原因外，手术医生会根据患者的具体情况决定是否需要保肛，是否能保肛。盲目保留肛门，不仅可能导致术后肛门对大便的控制能力较弱，还可能会贻误最佳治疗时机，导致肿瘤复发危及生命。

建立人工肛门的患者生活中要注意什么

　　有些大肠癌的病人由于癌肿生长的位置较低，不能保留肛门，需要建立人工肛门。临床上通常是在左侧腹部做一个造口，使粪便从造口排出，而不经过肛门。由于改变了正常的排泄途径，常会给患者造成诸多不便。建立人工肛门的患者在日常生活需注意以下几点：①首先，患者在穿衣时要尽量穿宽松的衣服，避免穿紧身的上衣、裤子或裙子，而且最好不要系腰带，以免压迫到造口，影响肠造口的血液循环。②患者可以正常洗澡，但是一定要注意防水，以免沐浴时水渗入底板，影响造口底板的稳固性。最好在沐浴前将造口袋排空，沐浴后将造口袋擦干。不建议将造口袋在沐浴时取下来。③大肠癌手术后，要注意进行一些适当的锻炼和运动，但是要避免一些剧烈的活动，以免吻合口出现出血等情况。运动时保护好造口，尽量避免贴身的运动或会有轻微碰撞的运动，以免造口意外受损，最好佩带造口保护罩。同时，还要避免举重等增加腹内压的运动，以减少造口旁疝及脱垂的发生。④造口患者在行性生活

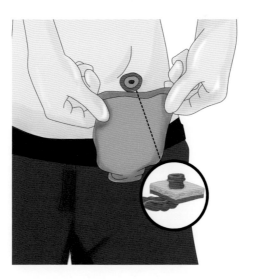

前要注意检查造口袋的密封性，最好排空或更换造口袋，也可以佩带迷你型造口袋。⑤大肠癌手术后绝大部分患者可以在身体恢复后，继续之前的工作，但重体力劳动者，如建筑工人应更换或停止工作。⑥造口患者在出行时要注意携带充足的造口袋，以防出现腹泻等情况；尤其在乘坐飞机时由于会有气压的变化，胃肠气会多一些，宜使用开口袋或配有碳片过滤的用品。⑦大肠癌手术后，患者还需注意饮食，进食要定时定量，以帮助控制肠道的活动规律；应多吃含维生素丰富的食品，但应避免过度粗糙的饮食。饮食要多样化，多选用大豆制品和绿色蔬菜及新鲜水果，不要食用腌制品、烟熏和油炸食物。

88

大肠癌术后的并发症有哪些

大肠癌术后并发症与手术方式密切相关。并发症分为近期并发症和远期并发症，近期并发症有腹腔内出血等，远期并发症有肠梗阻、肿瘤复发等。如进行造口手术，还可出现造口狭窄、造口旁疝等并发症。以下介绍一些比较常见的并发症，以便患者及时发现，及时就诊。

(1) 出血

手术后腹腔内出血主要通过对各项生命体征及引流液的性质和引流量的观察进行判断。患者可能会出现心跳加快、口渴、烦躁不安、尿量减少等表现，这时医护工作者就应该予以重视，明确是否存在出血情况，及时处理。

(2) 术后感染

术后感染包括腹腔感染、切口感染、肺部感染、尿路感染、深静脉置管感染等。一般都会出现发热，如果患者的体温升高了，应该注意是否存在以上所述感染的可能。

(3) 肠粘连和肠梗阻

肠粘连和肠梗阻是最为常见的一种并发症。肠粘连可以通过多种机制引起肠梗阻，严重的肠梗阻可能需要再次手术治疗。如果患者出现腹胀、腹痛、长时间没有排气排便，那么就需要警惕肠梗阻的发生。术后早期活动可以显著降低粘连性肠梗阻的发生率。

〔4〕吻合口漏

可能会出现不明原因的发热、引流管内见粪样渗出物，行超声可发现吻合口周围较多量渗出。

〔5〕吻合口出血

常见于直肠癌行超低位吻合后，因为直肠下段有丰富的血流，术后尤其容易发生吻合口出血，可以通过结肠镜下止血治愈。

〔6〕吻合口狭窄

可通过手指扩张、肠镜下球囊扩张治疗。

〔7〕静脉血栓形成

大肠癌患者大多为老年人，常伴有高血压、糖尿病、高血脂等疾病，导致动脉粥样硬化、血管狭窄等情况，同时肿瘤本身也会释放很多促进血液凝固的细胞因子，手术也会加重血液的高凝状态，而且术后需较长时间卧床，所以大肠癌手术后容易发生深静脉血栓。

〔8〕其他并发症

术后排便习惯的改变，如腹泻、便秘、大便次数多、大便不成形、大便失禁等。

89

化疗在大肠癌的治疗中有什么作用，什么是新辅助化疗

　　化疗是化学药物治疗的简称，通过使用化学治疗药物杀灭癌细胞达到治疗目的。化疗是目前治疗大肠癌最有效的手段之一。同手术和放疗不同，化疗药物会随着血液循环遍布全身的绝大部分器官和组织。对于潜在的转移病灶（癌细胞实际已经发生转移，但因为目前技术手段的限制在临床上还不能发现和检测到）和已经发生临床转移的大肠癌，化疗是最主要的治疗方法。对于手术后的大肠癌患者，早期进行化疗可以有效地抑制潜在转移灶，提高患者的治愈率。在转移性的中晚期大肠癌患者中，化疗可以延长患者的生存时间，提高患者的生活质量。化疗方案需要根据患者的营养状况、伴发疾病和重要脏器功能等情况来确定。一般来说，对于Ⅰ期大肠癌的患者，术后无需进行化疗；对于Ⅱ期大肠癌的患者，如有高危因素（ⅡB/ⅡC期、组织学分化差、有周围组织浸润、肠梗阻、切缘阳性、切缘安全距离不足、

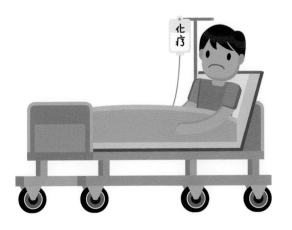

送检淋巴结不足 12 枚等）推荐进行术后化疗；Ⅲ期大肠癌患者推荐进行术后 6 个月的化疗；Ⅳ期患者无论是否进行手术都需要进行化疗。

新辅助化疗是在大肠癌患者施行根治性手术前应用的全身性化疗，其目的主要是通过化疗，来不同程度地减轻体内肿瘤负荷，及早控制远处转移病灶，达到使瘤体缩小，降低术后局部复发风险，增加根治性手术切除机会，提高保肛率，改善患者生活质量，延长患者的生存时间等目标，从而综合提升大肠癌的质量效果。新辅助化疗是目前对于交界性可切除大肠癌综合管理的重要组成部分，对于增加患者手术机会具有重要的意义。

90

哪些大肠癌患者适合做放疗,有哪些副作用

肿瘤的放射治疗(简称放疗)是利用放射线如放射性同位素产生的 α、β、γ 射线和各类 X 线治疗机或加速器产生的 X 射线、电子线、质子束和其他粒子束等治疗恶性肿瘤的方法,是治疗癌症的主要方法之一。

放疗主要用于直肠癌的患者中,分为术前放疗和术后放疗。术前放疗又称为术前新辅助放疗,是对一些肿瘤体积较大、伴有周围淋巴结转移或者估计手术切除较为困难的局部中晚期直肠癌患者,通过在手术前给予放疗,使肿瘤缩小降期、降低肿瘤细胞的活力、增加手术切除可能性。从而降低局部复发和远处转移的概率,并最终延长患者的生存时间。术前放疗一般持续 5 周,放疗结束后 6~8 周再进行手术治疗。随着放疗体系和理论的不断完善,术前放疗也越来越被重视,越来越多的患者从中受益。据报道,有 25% 的患者接受术前放疗后局部肿块消失,从而为手术赢得了时间,提高了手术后病人的生活质量。

直肠癌行根治性切除术后,仍有 27%~50% 的患者会出现术后局部复发。因此,需要辅助放疗和化疗来降低术后复发率。直肠癌术后放疗仅适用于距肛缘 12 cm 以下的肿瘤,对于是否需要行术后化疗,跟术后的病历报告密切相关。如术后病理报告为 pT1 - 2N0M0 的患者,一般不需要追加化疗。如病理报告提示为 pT3 - 4N0M0 或 pT1 - 2N1M0,则需要追加术后放疗。同时,对于未能达到根治的直肠癌或怀疑有肿瘤残留的患者,需要进行术后放疗。如术前已经接受过放疗,则不要再次进行术后放疗。

放疗在杀伤肿瘤细胞的同时,也不可避免地引起正常细胞的损伤,坏死肿瘤细胞产生的代谢产物也会引起身体相应反应。因此,放

疗不可避免地引起副作用。副作用包括全身副作用和局部副作用，全身副作用是指在放疗 1~2 天后产生的精神不振、食欲不振、恶心、呕吐、腹痛、腹泻、便秘、饭后饱胀不适等症状，轻微的可以自行缓解，严重的需要进行对症治疗。局部副作用包括放射性皮炎、放射性肠炎、放射性膀胱炎、放射性骨髓抑制、骨质疏松、放射性脊髓炎、放射性肺炎和肺纤维化等。如果在放疗后出现相应的症状，需要及时就医，以免引起严重并发症。

91

大肠癌肝转移后如何治疗

　　大肠癌最常见的转移部位为肝，其次为肺，肝转移也是大肠癌患者死亡的最主要原因。约 15%~25% 的患者在确诊大肠癌时发生肝转移，另外 15%~25% 的患者在大肠癌根治术后也会发生肝转移。出现肝转移灶后最理想的治疗方法也是手术切除。对于肝转移灶可根治性切除的患者，中位生存期为 35 个月，5 年生存率可达到 30%~50%。但大部分的肝转移灶（80%~90%）无法获得根治性切除，其中位生存期仅为 6.9 个月，5 年生存期接近 0%。因此对于原发病灶已经进行了根治性切除，肝脏储备功能良好，没有其他部位不可切除转移灶的患者，应当积极争取手术治疗的机会。

　　对于不能手术的肝转移大肠癌患者，除传统化疗和靶向治疗外，对转移灶的介入治疗也不失为一种替代方案。目前最常用的介入治疗包括肝动脉灌注化疗和射频消融术。肝动脉灌注化疗是从人体大动脉处（通常为股动脉）穿刺置入导丝，将导丝沿血管走行置入肝动脉

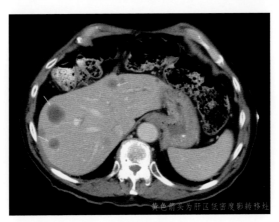

黄色箭头为肝区低密度影转移灶

大肠癌肝转移

内，然后换用导管沿导丝到达肝动脉处，通过导管注入化疗药物，从而使化疗药物直接作用于肝脏。但是肝动脉灌注化疗需要联合全身化疗，单用肝动脉化疗并不比单用全身化疗有优势。射频消融术是通过超声或 CT 将射频消融探头穿刺并通过皮肤插入肿瘤病灶内，探头前端的金属针芯通电后产生热量，通过高温杀死探头周围的细胞。目前射频消融术仅用于全身化疗无效后的补充或肝转移灶手术后复发的治疗。选用射频消融术治疗的病灶应当< 3 cm，一次消融不超过 3 个病灶，并远离大血管。对于预期术后肝脏体积过小的患者，可以先手术切除较大的病灶，剩余< 3 cm 的病灶采用射频消融术治疗。

其余的介入治疗术包括无水酒精瘤内注射、冷冻治疗和微波治疗等，疗效并不优于上述治疗方法，故并不作为临床常规应用。

92

什么是大肠癌的靶向治疗

肿瘤的形成是多个分子机制相互作用的结果，比如细胞信号转导通路、原癌基因和抑癌基因、细胞因子和受体、肿瘤血管形成因子、自杀基因等。抑制某一个形成癌症的分子通路理论上就可以抑制癌细胞的增殖和生长从而达到治疗肿瘤的目的。但是肿瘤形成机制复杂，单用靶向药物不能抑制全部的分子通路，因此，单用靶向药物往往效果有限，需要配合其他常规治疗方法，如化疗和放疗等从而达到更好的疗效。目前最常用的大肠癌靶向药物主要包括西妥昔单抗和贝伐单抗。

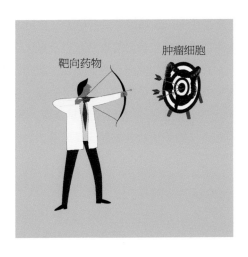

血管生成是促进肿瘤生长和恶性发展的重要环节，血管内皮细胞生长因子主要的作用就是促进血管生长，其高度表达和肿瘤局部复发及转移有明显关联。贝伐单抗是一种单克隆抗体，主要针对血管内皮细胞生长因子，通过抑制血管的生成，减少对肿瘤细胞的血液供给、

氧气供给及营养物质的供给，从而抑制恶性肿瘤的生长。其与化疗药物联合使用，能够提高血管的通透性，增强药物向肿瘤中的渗透性。目前的研究表明，贝伐单抗和一线化疗药物联合使用能够有效地抑制肿瘤生长，延长患者的生存期。贝伐单抗联合氟尿嘧啶或卡培他滨，已经成为治疗转移性大肠癌的一线方案，选用贝伐单抗治疗的不良反应包括高血压、出血、蛋白尿、动脉血栓、胃肠道穿孔等。

表皮生长因子受体是一种附着在细胞表面的酪氨酸激酶跨膜受体，在肿瘤发生过程中起关键作用。目前，表皮生长因子受体已经被证实参与了结肠癌的发生与发展，是肿瘤生长和分裂过程中必不可少的因素。KARS 基因是参与形成表皮生长因子受体的重要基因，西妥昔单抗是抗表皮生长因子受体抗体，因此西妥昔单抗的治疗效果取决于 KARS 基因的突变情况，在治疗前，必须要对患者检测 KARS 基因状态。如发生 KARS 基因的突变，这部分患者对西妥昔单抗的治疗可能有效。但对于未发生 KARS 基因突变的患者，应用西妥昔单抗可能无效。同时，应用西妥昔单抗也必须联合常规全身化疗来提高疗效。

近年来靶向治疗已经成为临床研究的热点，新药层出不穷，新型的靶向药物包括那武单抗、瓦塔拉尼、依维莫司等，在大肠癌的治疗中需要进一步的研究，目前不作为临床常规推荐。靶向药物价格昂贵，患者需要根据自身的经济状况加以选择运用。

93

中药能治好中晚期大肠癌吗

　　中医治病的基本原则是"辩证论治"。不同的疾病可能在中医表现为同一证型，而同一疾病又可能表现为不同的证型，中医是根据不同的证型来对疾病加以诊治，这和西医的理论是大为不同。因此，中医治疗癌症并不是单纯的、直接去杀灭癌细胞，而是针对癌症对患者机体所产生的不同伤害进行治疗，通过扶助正气、祛除邪气，来调和脏腑功能、维持机体平衡。因此，由于中医缺乏对癌症的病根——癌细胞有效的抑制手段，对绝大部分大肠癌患者的疗效不理想。但是由于中医可以有效调和脏腑功能、维持机体平衡，也可以用于大肠癌患者的辅助治疗。

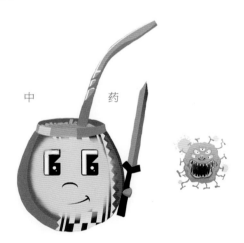

　　中医在大肠癌患者中的作用体现在以下几个方面： ①促进术后恢复： 补中益气的中药方剂可以改善患者的全身状况、提高免疫力、促进切口愈合，使机体能够快速从手术的创伤中恢复。②减轻放

化疗的毒副反应： 放、化疗常会产生恶心、呕吐、食欲下降、手足麻木、白细胞减低等不良反应，配合适当的中药、针灸等疗法可以改善患者的不适，提高生活质量，同时也可以减少患者面对肿瘤时的不良情绪。③增强化疗效果： 一些中药的复方制剂能够克服癌细胞的化疗耐药性，与化疗联合可以增强化疗效果、较少和抑制复发转移，延长患者生存期。④提高生活质量： 中医疗法在提高晚期大肠癌患者生活质量方面十分有优势，晚期大肠癌患者常因肿瘤消耗出现多脏器衰竭，会产生疼痛、无力、精神萎靡等不适，中医能够针对患者状况进行辩证调理，达到调理气血、疏通经络的作用，从而改善患者的一般状况。

需要强调的是采用何种中医疗法需要在正规医疗机构确定，中医治疗不能替代手术、放疗和化疗。

94

大肠癌疼痛怎么办

疼痛是中晚期大肠癌患者常见的临床症状，也是影响晚期肿瘤患者生活质量的一个非常重要因素。疼痛的原因多是因为肿瘤局部压迫或转移浸润、牵拉周围神经或脏器等引起。

目前，针对中晚期大肠癌的疼痛，多推荐个体化的综合治疗方案，包括药物、手术、神经阻滞、心理干预等措施。其中，WHO 倡导的"三阶梯止痛原则"已成为癌症规范化治疗最基本和最常用的方法。第一阶梯非阿片类药物主要是非甾体类消炎药，如对乙酰氨基酚、布洛芬、双氯芬酸钠等，对轻度疼痛效果。第二阶梯为弱阿片类药物，如可待因、曲马多等，可联合非甾体类消炎药一起使用，主要用于中度疼痛患者。第三阶梯为强阿片类药物，代表药物有吗啡、羟考酮、芬太尼等，多用于难以忍受的重度剧烈疼痛患者。止痛药物多为口服制剂，贴剂也可以经皮吸收，随着技术的进步还可以选择镇痛泵通过硬膜外或静脉途径自控镇痛治疗。当然，应该在医生的指导下规范、合理、正确地使用止痛药，确保有效缓解疼痛。

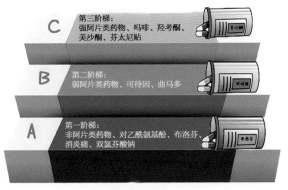

第三阶梯：
强阿片类药物、吗啡、羟考酮、
美沙酮、芬太尼贴

第二阶梯：
弱阿片类药物、可待因、曲马多

第一阶梯：
非阿片类药物、对乙酰氨基酚、布洛芬、
消炎痛、双氯芬酸钠

疼痛"三阶梯"

另外，还可辅以镇静、抗抑郁、抗惊厥等药物，能有效减轻患者精神神经症状和协同止痛。如三环类抗抑郁药普瑞巴林和加巴喷丁常用来辅助阿片类药物治疗神经病理性疼痛。对于表现为绞窄性疼痛的急性完全性肠梗阻等有手术干预指征的患者，还可以考虑姑息性手术切除病灶以缓解症状。放化疗等对晚期肿瘤有一定作用，但镇痛疗效有限，如骨转移性疼痛可用药物唑来膦酸联合放疗等综合治疗。少部分顽固性癌痛还可以选择鞘内注射、腹腔神经丛阻滞，可有效缓解疼痛和减少阿片类药物的使用。还可以尝试针灸等中医药止痛方法，心理干预可以提高患者对癌痛的认识和药物依从性。

可综合应用以上药物、手术、放化疗、介入神经阻滞、中医药、心理干预等方法，以最大限度缓解中晚期大肠癌患者的疼痛，提高患者的生活质量。

大肠癌术后要如何随访复查

　　大肠癌的肿瘤细胞可以随着血管、淋巴向全身扩散，手术治疗可以消灭肉眼能看见的肿瘤，但仍可能有少数漏网的肿瘤细胞残存于患者体内，或某些部位甚至可能已经潜伏着未被发现的微转移灶，这也是 80% 的大肠癌患者术后 2 年内较容易复发、转移的重要原因。因此，术后要随访复查以尽早地发现这些复发灶和转移灶，做到早诊、早治是十分有必要的。

　　根据患者的具体病情，一般根治性切除术后病理分期为 I 期的患者不需要辅助化疗，可以在术后 2 年内每 3 个月复查一次，进行详细的体检，包括病史询问、体格检查尤其是直肠指诊、血常规、肝肾功能、肿瘤标志物癌胚抗原、大便隐血及胸部平片、腹部超声，必要时腹部 CT 或盆腔增强 MRI 等检查。每年进行一次肠镜检查。根据患者病情还可以进一步选择胸部增强 CT、肝脏增强 MRI、全身骨 ECT 和 PET‑CT 等检查。术后 2~5 年，复查时间可延长至每半年一次。术后 5 年以上的患者，可每年复查一次。

　　而对于手术不能根治或存在转移的患者，其治疗需要持续进行，复查需要更加频繁。如术后 II 期合并复发高危因素及 III—IV 期需要接受辅助化疗的患者，可以结合化疗方案将复查内容调整为每月 1 次，化疗结束后再按照上述方案复查。

　　总之，中晚期大肠癌患者与肿瘤的抗争是终生的，术后复查也应该是终生的，每次复查医生会根据患者的具体情况调整检查的项目，以尽早发现异常，早诊断、早治疗，以最大限度延长患者的生存期。

晚期大肠癌的预后怎么样，影响大肠癌预后的因素有哪些

大肠癌的预后主要取决于早期诊断和手术能否根治性切除。近年来由于外科手术技术的不断提高和改进，以及放疗、化疗、中医药和生物靶向治疗等各种治疗方法的综合运用，早期大肠癌预后较好，而晚期大肠癌因为容易发生肿瘤复发和转移，预后仍不是很理想。大肠癌患者的 5 年生存率随着肿瘤分期级别的增加而不断降低。可见，确诊时的肿瘤分期是影响患者预后的一个非常重要的因素，早诊、早治是提高患者预后的关键。然而，对于某一个具体患者的预后判断，取决于多方面的因素，应当综合考虑。

文献报道的各期大肠癌 5 年生存率

分期	5 年生存率	分期	5 年生存率
Ⅰ期	93. 2%	ⅢB 期	64. 1%
ⅡA 期	84. 7%	ⅢC 期	44. 3%
ⅡB 期	72. 2%	Ⅳ期	8. 1%
ⅢA 期	83. 4%		

影响大肠癌预后的因素主要分为以下几类。

(1) 肿瘤本身的因素

如肿瘤的 TNM 分期，是影响大肠癌患者预后的最重要的因素，分期越早，预后越好，分期越晚，预后越差，Ⅰ期 > Ⅱ期 > Ⅲ期 > Ⅳ期；还与肿瘤的分化程度、有无血管、神经侵犯及肿瘤的大体类型和病理类型等有关，如高分化腺癌 > 中分化腺癌 > 低分化腺癌，无血管、神经侵犯 > 有血管、神经侵犯，肿块型 > 溃疡型、浸润型，管状

腺癌 > 黏液腺癌、印戒细胞癌等。

(2) 手术切除的彻底性

要考虑到是否还存在无法切除的远处转移灶、局部有无肿瘤残留、淋巴结清扫的范围是否足够、手术切缘是否干净、两侧切缘距离肿瘤边缘的长度是否足够长等问题，有肿瘤残余或手术切除、淋巴结清扫范围不够、切缘阳性等的患者术后肿瘤复发和转移的风险大，预后往往不良。

(3) 术后的辅助治疗

对于需要进行术后辅助放化疗的患者，行放化疗者较未行放化疗者预后更好。化疗药物要足量，不恰当的减少剂量将影响疗效。当然，如果药物剂量过大引起毒副反应过重，导致患者不能继续坚持化疗也将影响疗效。完成了规定疗程化疗方案的患者预后明显优于未完成者。对于有靶向治疗指征的患者，还可以考虑辅以生物靶向治疗。

(4) 术后定期随访复查

定期随访复查可以尽早发现复发灶或转移灶，并及时给予相应的处理，进而延长患者生存时间，改善预后。

大肠癌的复发率高吗

大肠癌的复发率在不同的临床分期各不相同，临床上我们根据肿瘤的位置及淋巴结转移情况，一般分为以下 4 期。

Ⅰ期： 肿瘤局限在肠壁内。

Ⅱ期： 肿瘤穿透肠壁，但没有淋巴结转移。

Ⅲ期： 癌症已经扩散附近淋巴结，但没有扩散至身体其他部位。

Ⅳ期： 癌症已经扩散至身体其他部位，如肝脏或肺。

根据目前的治疗水平和统计数据，评估Ⅰ期患者的复发率为 5%~10%，Ⅱ期患者的复发率为 10%~20%，Ⅲ期患者的复发率为 30%~40%，Ⅳ期患者一般无法根治性切除故不涉及复发问题。

大肠癌患者的饮食需要注意什么

大肠癌患者饮食主要有如下注意事项。

❍ 饮食上严禁食用糯米、粽子、年糕这一类食物，因为这一类食物不易消化，容易粘连成团，诱发肠梗阻。

❍ 蔬菜、水果等富含粗纤维的食物应切碎后再食用。

❍ 以高蛋白质、低脂肪、适当糖类（碳水化合物）为主要原则，注意补充维生素、无机盐和纤维素等。肿瘤患者体内蛋白质分解高，合成代谢功能减低，对蛋白质的需求量增加，要增加蛋白质的摄入量，应以优质蛋白质为主，如鸡蛋、牛奶、肉类、豆制品等。

❍ 均衡膳食，荤素搭配，不需要忌口，食物尽量做到多样化，少吃腌制、熏制、油煎及烧烤食品。

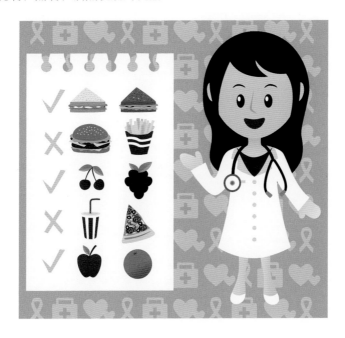

● 要根据患者消化能力，采取少食多餐，粗细搭配，甜咸互换等形式进餐，必要时可补充肠道益生菌。

总之，大肠癌患者宜进食易消化、营养丰富的均衡饮食，生活保持规律，注意饮食卫生，不吃生、冷、坚硬、煎炸、腌制食物，禁烟酒，养成定时排便的好习惯。

99

大肠癌患者的护理需要注意什么

　　大肠癌患者身心都会受到巨大影响，因此对患者的护理就显得尤为重要。大部分大肠癌患者都需要进行手术，那么在术前和术后应当如何进行护理呢？

　　在手术之前，应主要关注患者的营养状况和肠道准备状况。术前给予高热量、高蛋白质、高维生素、易消化的少渣食物，以改善患者的营养状况，提高其手术耐受力。肠道准备即对肠道的"清洁工作"，目的是清除肠腔内的粪便，减少或避免术中污染和术后感染的发生。具体做法为：术前第3天开始进食少渣半流质饮食，给予缓泻药物和蓖麻油；术前1~2天进无渣流质饮食，以减少、软化粪便。术前一天的晚上和手术当晨行清洁灌肠，可口服肠道抗生素如甲硝唑、氧氟沙星等。

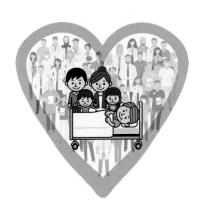

　　当患者结束手术之后，良好的术后护理往往能够使患者更好地恢复，减少术后并发症的发生。术后护理包括观察病情、饮食护理、引流管护理、体位护理和肠造口护理。患者手术后返回病房时要评估全身情况，严密观察生命体征的变化，行心电监护，每半小时测量血压、脉搏、呼吸、血氧饱和度。去枕平卧6小时，待意识清醒、生命体征平稳后改为半卧位，这有利于减少伤口的张力，缓解切口疼痛和会阴部伤口的愈合。

在饮食上，患者术后早期应禁食禁饮，胃肠减压，静脉输液给予营养支持。胃肠减压停止后，先饮水，若无腹胀、恶心、呕吐等不适，可进流质饮食，术后一周改为半流饮食，两周后改普食。病人应进易消化饮食，避免食用生冷刺激、易胀气和可致便秘的食物，如豆类、大蒜等。术后护士要及时检查各引流管是否通畅，如胃管、尿管等。注意保持病人会阴部和尿道口的清洁卫生，用 0.5% 聚维酮碘擦洗，每天两次，预防感染。

对于进行肠道造口的患者应做到：①告知患者和家属肠造口的必要性，取得患者的理解和配合，使其具备独立护理造口的能力。②指导患者正确使用造口袋，并勤倒、勤洗，每次倒净后可用肥皂水涮洗干净，晾干备用。③保持造口周围皮肤的清洁、干燥，及时清理造口处的分泌物和渗液，防止局部皮肤红、肿或糜烂。④观察造口处肠黏膜的颜色，有无出血、回缩和坏死。⑤定时扩张造口，防止造口处狭窄。

癌症的特殊性决定大肠癌患者会产生诸多的心理问题，大部分大肠癌患者由于来自治疗上的痛苦和作为病患自我认知的改变，会产生不同程度的焦虑感、恐惧感、愤怒感和自我形象紊乱。适当的心理干预和安抚不仅有助于病人生活质量的提高，也有助于医疗工作的顺利开展。

医护人员要在了解患者的心理状况的基础上建立良好的医患之间的信任关系。在术前和术后都应用通俗易懂的语言与患者及其家人进行交流，向患者全面介绍治疗过程、饮食及康复的相关知识，帮助患者能以乐观的态度接受治疗。

对于患者，家属要给予足够的关注和及时的鼓励、帮助，尽量倾听患者诉说，与患者多交流。如有需要时，让患者发泄自己的情绪，给予患者轻柔的抚摸。还可以采用转移注意力的方法，如听音乐、深呼吸、催眠、读书、看电视、与病友交流来缓解患者焦虑感。家属的镇定从容可以给患者带来信心。

在患者出院后，家人应鼓励患者多参加力所能及的家庭、社会活动和工作，不仅能起到锻炼身心的作用，还可以使患者体会到自身的价值。同时还应当提醒患者进行定期检查，遵从大肠癌患者的饮食规范。

总之，心理和生活方面的护理贯穿大肠癌患者的治疗全程，与患者生活质量和预后密切相关。医护人员和病人家属都应当积极参与其中，多沟通，多探讨，对患者进行整体护理、个体化护理和综合康复护理。

100

中晚期大肠癌除了手术还有哪些治疗方法

大肠癌包括结肠癌和直肠癌，它的发病率比较高且早期无明显的症状，主要表现在消化不良和大便便血，因此很多病人到医院就诊时就已经是中晚期了。

在对中晚期大肠癌患者治疗时，除手术外还可采用化学药物治疗、放射治疗、靶向治疗和中医治疗等方法。

(1) 治疗性化疗

即晚期肿瘤的姑息化疗，是指对已施行根治性手术之后局部复发、远处转移或初诊时已失去根治机会的大肠癌患者，由于无法进行手术治疗，用化疗来延长患者生存时间，这是晚期大肠癌的一种贯穿始终的治疗方式。但是用于化疗的化学药物均为细胞毒药物，它在杀灭肿瘤细胞的同时也会对正常细胞造成伤害，因此化疗药物不可避免地会出现诸如骨髓抑制、手足综合征、胃肠道反应、脱发等的副作用。

(2) 放射治疗

肿瘤放射治疗是利用放射线治疗肿瘤的一种局部治疗方法。对于中晚期大肠癌患者，姑息性放疗也称减瘤放疗，是一种缓解病人痛苦的选择。它主要用于局部止痛、解除压迫、止血和改善生活质量。目前常用的放疗种类为三维适形放疗、强调放疗、立体定向放疗。同时放射治疗也可以与化疗配合，杀灭局部和远处的癌细胞。研究显示，5-FU等化疗药物均有放射增敏作用，在放疗的同时进行化疗可以提高放疗敏感性，增加疗效。

放疗在杀死癌细胞的同时，也会带来一定的副作用如放射性皮炎、放射性肠炎、放射性膀胱炎等。

〔3〕靶向治疗

靶向治疗是一类特异性杀伤肿瘤细胞的治疗方式，具有高效、特异、低毒的特点，主要包括单克隆抗体和小分子化合物。目前上市的靶向药物有西妥昔单抗（爱必妥）、贝伐单抗（安维汀）等，它们分别作为 EGFR 竞争剂和抗血管-内皮生长因子（VEGF）的单克隆抗体，抑制肿瘤细胞的生长。并且西妥昔单抗（爱必妥）可以改变肿瘤细胞对化疗药物的敏感性，目前已经被批准作为晚期大肠癌的一线治疗方案。

〔4〕中医治疗

中医药的温补肾阳、补血养阴、益气健脾疗法在改善患者生存质量、提高生存率、放化疗的增敏减毒、预防肿瘤复发和转移方面均显示出了极大的潜力。

总之，目前对于中晚期大肠癌的治疗还是以手术治疗为主，无条件进行手术的患者可多种疗法同时进行，如中医疗法结合化疗、生物疗法结合化疗、放化疗结合等，以期在缓解患者病痛的同时尽量延长患者的带瘤生存时间。